J. J. A. Schoenberg / J. C. F. Harless

Die Pest zu Noja

AF205926

.

J. J. A. Schoenberg / J. C. F. Harless

Die Pest zu Noja

Bearbeitet nach der Ausgabe:

J. J. A. Schoenberg: Über die Pest zu Noja,
in den Jahren 1815 und 1816.
Nürnberg, 1818.

Impressum:
© 2020 Conrad Thiess (Hrsg. u. Bearb.)
Herstellung und Verlag: BoD – Books on Demand, Norderstedt.
ISBN: 978-3-75048-747-5

Vorrede.

DIE Pest von Noja ist mit allen ihren Schrecknissen, die sie nach den öffentlichen Berichten in den von ihr teils befallenen, teils zunächst bedrohten Gegenden Unteritaliens erzeugte, und mit allen den Besorgnissen, die sie nicht nur in dem übrigen Italien, sondern auch in einem großen Teil Europas erregte, noch in allzu frischem Andenken, als daß nicht für jeden, der Teil an diesem traurigen und gefahrdrohenden Volksunglück nahm, eine bisher noch ganz vermißte geschichtliche und aktenmäßige Beschreibung dieser Seuche und alles dessen, was zu ihrer Bekämpfung geschah, von dem größten Interesse sein müßte. Mein hochgeschätzter Freund, der Herr Dr. Schönberg aus Kopenhagen, der schon seit mehreren Jahren in der Hauptstadt Neapel wohnt, und in der Stelle eines dirigierenden Arztes an einer bedeutenden Kranken-Anstalt, die er daselbst bekleidet, vorzügliche Gelegenheit hatte, sich durch seine Verhältnisse zu mehreren bei den Sanitäts- und Polizei-Anstalten gegen jene Seuche angestellten ärztlichen und andern Personen genauer mit der Geschichte dieser Pest und der gegen sie getroffenen Vorkehrungen bekannt zu machen, erwirbt sich daher durch die Abfassung der gegenwärtigen Schrift die gerechtesten Ansprüche auf den beifälligen Dank nicht nur der Ärzte, sondern des ganzen großen Publikums derer, welchen allgemeine Volksgefahren und deren Bekämpfungsweise Gegenstände von höherer Wichtigkeit sind, als so manche schnell aufgehende und schnell wieder zerstiebende Leuchtkugeln und Sternschnuppen am politischen oder philosophischen und literarischen Horizont.

Die Beschreibung der Pest zu Noja, welche der Hr. Verfasser hier gibt, und der gegen sie getroffenen Anstalten, ist zwar nicht die Frucht der Autopsie von seiner Seite; denn er befand sich zur Zeit, als sie dort wütete, zu Neapel, also zwar gar nicht weit von der unglücklichen Giftstätte, aber doch wie jeder anderer Neapolitaner von ihr ganz abgeschnitten. Doch sie ist nichtsdestoweniger ebenso treu und wahr, als wenn sie der Hr. Verfasser aus eigener Beobachtung niedergeschrieben hätte. Denn sie ist ihrem wesentlicheren Teil nach aus offiziellen und sehr authentischen Aktenstücken und Tagebüchern der von der Regierung zur Leitung aller sanitäts-polizei-lichen und ärztlichen Maßregeln gegen diese Seuche niedergesetzten Beamten ausgezogen. Und so wie diese Ehrenmänner dem ebenso schweren als mühe- und ge-fahrvollen Beruf mit größtem Eifer und mit einer ewig ruhmvoll bleibenden Tätigkeit sich hingaben, so haben sie auch mit gleicher Sorgfalt und Gewissenhaftigkeit ihre Beobachtungen aufgezeichnet, und ihre Tagebücher niedergeschrieben, was sich auch schon aus dem, was und wie es hier vor uns liegt, klar und überzeugend ausspricht. Nächst diesen amtlichen Berichten benutzte der Herr Verfasser auch mehrere gleich nach dem Ende der Seuche erschienenen Schriften über dieselbe von Neapolitaner Ärzten, die er auch gleich anfangs anführt, und unter welchen des wackeren Panvinis Schrift unstreitig nicht nur die vorzüglichste, sondern auch schon in dieser Hin-sicht die interessantere ist, weil ihr Verfasser als Selbst-beobachter der Pest auch die Nosographie und Klinik dieser Krankheit erfahrungsmäßiger und praktischer ab-gehandelt hat, als die beiden andern, vom Hrn. Dr. Schoenberg gleichfalls benützen Schriftsteller, Zocchi, und Romani. Wenn schon Panvinis Schrift, so weit wir sie aus dem hier gegebenen Auszug beurteilen können, sich vielmehr auf die Lokalverhältnisse der Malteser, als der Nojaner Pest bezieht, so ist dieses noch weit mehr der

Fall mit Zocchis und Romanis Darstellungen der Pest von Noja selbst.

Der von dem Hrn. Verfasser am Schluß noch beigefügte Bericht eines ungenannten wie der nächstbedrohten Gegend, in dem nationalen Charakter der Einwohner, in herrschenden und wohl noch genährten Volksvorurteilen etc. lagen, eine solche Umsicht, Konsequenz und Festigkeit, und verfuhren (was vorzüglich von den der Ansteckungs-Gefahr in der inneren Absperrung, in den Observations-Spitälern, und in der verpesteten Stadt und ihren Lazaretten zunächst ausgesetzt gewesenen ärztlichen und militärischen Beamten gerühmt werden muß), mit solcher unermüdlichen und unerschrockenen Tätigkeit, daß die Geschichte pestartiger Seuchen in Europa und der gegen sie von Staatswegen getroffenen Anstalten, auch die neuesten und noch in sehr frischem Andenken stehenden Vorkehrungen gegen das Gelbfieber in Spanien, und an den Etrurischen und Französischen Küsten nicht ausgenommen, wenig Beispiele aufzuweisen hat, die an Fürtrefflichkeit und Musterhaftigkeit dieser Tilgungs- und Vorbeugungs-Maßregeln dem in der Nojaner Pest Geschehenen ganz gleich gekommen wären, keines, das dieses übertroffen hätte. Den sprechendsten Beweis für die Trefflichkeit dieser Maßregeln und ihrer Ausführung gibt gewiß der Umstand, daß in einem so bevölkerten Landstrich, und bei der so großen Schwierigkeit, gerade in dieser Gegend den Verkehr der Einwohner und insbesondere den heimlichen samt dem Schleichhandel ganz abzuschneiden, dennoch nicht einmal der nur eine Viertelstunde von Noja entlegene Flecken Rutigliano von der Pest ergriffen wurde.

Unter den Pestseuchen des vorigen Jahrhunderts, welche nach Europa gebracht worden, war bekanntlich eine der heftigsten und mörderischsten diejenige, welche, durch einige Ballen verpesteter Seide aus der Levante eingeschleppt, in den Jahren 1720 und 21 einen großen Teil der Küste der Provence, und insbesondere die Städte Marseille, Toulon, Aix, u. a. verheerte. Diese Pest war es, die besonders die ausgedehnten und fürtrefflichen Quarantäne – und übrigen Pestabwehrungs-Anstalten zu Marseille, Toulon und andern französischen Seehäfen schuf, welche von da an zumal zu Marseille immer mehr vervollkommnet wurden, und in ihrer jetzigen musterhaften Einrichtung durch Fischers Beschreibung unter uns bekannter geworden sind. Zwar waren zu jener Zeit in der Stadt und in den Pestlazaretten von Marseille selbst und in den nächstgelegenen Gegenden die gegen die Pest und ihre Verbreitung getroffenen Maßregeln eben nicht die strengsten und angemessensten. Es wurden vielmehr von den Polizei- und Militär- wie von den ärztlichen Sanitätsbehörden große Nachlässigkeiten und große Fehler, zum Teil freilich in der besten Absicht, begangen, und nur durch diese Fehler, sowie durch die eigensinnige Verkennung und Verleugnung der Krankheit selbst in ihrer Anfangsperiode von Seiten mehrerer Marseiller Ärzte war es möglich, daß diese im Anfang nur auf das Quarantäne-Lazarett in dem dortigen Hafen beschränkt gewesene, und von da durch Schleichhändler sowohl nach Marseille selbst als nach Toulon verbreitete Seuche in kurzer Zeit so furchtbar und verheerend überhand nahm, daß sie wenigstens die Hälfte der Einwohner von Marseille, und fast zwei Drittel der Einwohner von Toulon (16000 Einwohner von 26000), und in der ganzen Provence über 200000 Menschen wegraffte. Man kann sich hierüber aus dennoch immer sehr wichtigen und lehrreichen Beschreibungen, welche Chicoynean, Deidiér, Bertrand, Verney u. a. von der Pest zu Marseille, und Antrechau (kein Arzt, aber als erster Bürgermeister der erste Sanitätsbeamte, und ein ebenso fürtrefflicher Beobachter als musterhafter und für alle folgenden Zeiten klassischer Dirigent und Verbesserer der polizeilichen Sicherungs - und Rettungsanstalten) von der Pest zu Toulon geliefert haben, eines Näheren belehren. In Toulon waren dagegen, hauptsächlich durch die umfassenden und mit ebenso viel Weisheit als Energie geleiteten Vorkehrungen des eben genannten trefflichen Antrechau, weit strengere und wirksamere Maßregeln ergriffen worden, um der Pest Grenzen zu setzen; es war mit Hilfe des dazu verordneten militärischen Beistandes alles geschehen, was nach den damaligen Verhältnissen und nach der damaligen – freilich noch mangelhafteren – Kenntnis von den Mitteln und Wegen der Fortpflanzung des Pestgifts, wie von den Mitteln zu seiner direkten und indirekten Vertilgung nur billigerweise erwartet werden konnte. Es war keine Vorsicht versäumt worden, sowohl in Hinsicht auf die Hemmung der Kommunikation zwischen Verpesteten oder auch nur der Ansteckung Verdächtigen und in Quarantäne oder Observation Gehaltenen, und zwischen den Gesunden, als in Hinsicht auf die Verminderung der Pestmitteilung durch den zur Erhaltung der dringendsten Lebensbedürfnisse und zur Lebensmittelversorgung der angesteckten Stadtteile unvermeidlichen Verkehr. Es war mit möglichster Strenge und Achtsamkeit auf Einschließung angesteckter Häuser, auf Umgebung der Schlachthäuser, der Bäckerläden, der Mühlen, der Leihhäuser, Armenhäuser, und anderer öffentlicher Gebäude mit Wachen und Schranken, auf Anlegung und Absperrung von Pestspitälern, Begräbnisplätzen etc. Bedacht genommen worden. Es waren auch überall auf den Grenzen des Gebiets von Toulon militärische Postenketten gezogen worden. Und dennoch konnten alle diese Maßregeln es nicht hindern, daß die

Pest nicht nur in der Stadt selbst, in allen Vierteln und Straßen, mit wachsender Heftigkeit zunahm, sondern daß sie sich auch binnen wenigen Wochen außerhalb den Ringmauern dieser Stadt in allen zu ihrem Gebiet gehörigen Dörfern, und bald auch über den gezogenen Postenketten durch Flüchtlinge, die nicht sorgfältig genug bewacht oder nicht streng genug zurückgewiesen wurden, durch Bettler und Krankenwärter etc., in einen weiten Umfang der Provinz verbreitete. Doch es waren allzuviel Spitäler (7 an der Zahl) angelegt worden, sie waren in zu großen Entfernungen auseinander errichtet, eines derselben sogar im Freien, unter bloßen Zelten, als ein wahres Pestlager (welchen Namen es auch führte) für eine Zahl von vielen hundert Angesteckten und Verdächtigen angelegt worden, und es konnte so nicht fehlen, daß alle in diesem Lager Versammelten auch von der Pest ergriffen wurden, und mit Ausnahme Weniger, die schon angesteckt entwichen, und den Tod in andere Gegenden trugen, dort starben. Auch war die Quarantäne in der Stadt Toulon selbst nicht auf die zweckmäßigste Art eingerichtet, jedes Haus war gegen das andere abgesperrt, und die Einwohner jedes Hauses, nachdem sie mit Brot oder Mehl und Fleisch versehen waren, ihrem Schicksal und ihrem Elend überlassen, bis endlich das Aussterben vieler Häuser, und die auf dreihundert und mehr Tote pro Tag steigende Sterblichkeit die Vorsteher der Stadt bewog, diese innere Quarantäne aufzuheben, worauf in der Tat die Sterblichkeit in der Stadt sich verminderte, aber durch die nunmehr zahlreicher aus ihr Flüchtenden in den Umgebungen zunahm.

Nicht zuletzt war ein großer Unterlassungsfehler darin begangen worden, daß die militärische Umzingelung der Stadt viel zu schwach und zu unzureichend war, daß insbesondere keine Gräben um die Stadt gezogen wurden, welche bei Noja von so großem, ja gewiß von dem größtem Nutzen waren, und daß den Angesteckten wie den Rekonvaleszenten so die Gelegenheit nicht genug abgeschnitten wurde, die Pest nach der Umgegend zu verschleppen. Um indessen diese Mängel und Fehler bei den Polizei-Anstalten in jener Pest von Toulon nicht zu streng und unbillig zu beurteilen, muß man sich erinnern, daß diese Pest und ihre Verheerungen noch weit schrecklicher waren, als die zu Noja, und daß es allerdings einen großen Unterschied machen müßte, wenn in einer Stadt wie Toulon, von 26000 Einwohnern über die Hälfte von der Pest ergriffen waren, und täglich einige Hunderte hinstarben, wenn darunter fast alle Sanitäts- und Polizeibeamte waren (Antrechau war der Einzige von seinen Amtskollegen, der am Leben blieb), und deshalb die öffentliche Aufsicht und Polizeiverwaltung immer schwerer und unvollständiger werden mußte, und wenn bei der Lage am Meere das Entweichen vieler Individuen auf kleinen Schiffen kaum möglicherweise verhütet werden konnte: zu welchem allen noch die in jener Zeit allzu unvollkommene Kenntnis von dem zweckmäßigen Gebrauch ärztlicher Präservativ- und Gift-Zerstörungsmittel, namentlich der mineralsauren Räucherungen, sowie von der bestimmten Unterscheidung der verschiedenen Grade von Empfänglichkeit oder Infizierbarkeit der Waren und Geräte etc. kam. Wogegen in Noja, das nicht am Meere selbst gelegen und daher auf allen Seiten mit Gräben und Barrieren zu umzingeln war, und das nur sechseinhalbtausend Einwohner zählte, bei einer vorteilhafteren Bauart, und – was freilich die Hauptsache ist – bei einer viel strengeren und besseren polizeilichen und ärztlichen Aufsicht und Führung auch im Innern der Stadt, sowie bei einer weit kräftigeren und angemesseneren Mitwirkung des, hier gewiß am wohltätigsten und wichtigsten gewesenen, österreichischen Militärs, sich mehrere Umstände vereinigten, welche die Einzwängung der Pest in die Stadt selbst, und somit ihre Abschneidung von der Umgegend, viel leichter und erfolgreicher machten.

Bei der Pest, welche schon einige Jahre früher im Norden von Europa, im östlichen und nördlichen Deutschland, in Preußen, Holstein etc. wütete (sie war im Jahr 1707 durch den Türkenkrieg durch Juden nach Krakau, wo allein über 18000 Menschen starben, und von da weiter vorwärts nach Polen, von da schon 1708 nach Schlesien und Thorn, 1709 nach Danzig und Königsberg, und in den folgenden Jahren über Schweden nach Dänemark, von da

1713 nach Holstein und Hamburg bis an die Nordseeküste, so wie in demselben Jahr, vermutlich von Posen aus, nach Wien und andern Gegenden Österreichs gekommen), waren freilich die verschiedenen dabei betroffen gewesenen Regierungen nicht untätig gewesen, und hatten, zumal an den Grenzen, und in den größeren Städten, wie zu Wien, Warschau, Kopenhagen, Königsberg etc. mancherlei Maßregeln, zum Teil recht gute und selbst strenge, zur Vertilgung wie zur Abwendung dieser Seuche getroffen. Man hatte Quarantäne-Anstalten angelegt, scharf umschlossene Pestspitäler an abgelegenen Orten errichtet, angesteckte oder verdächtige Waren verbrannt und vernichtet, Räucherungen (wie auch noch mehr und allgemeiner in der Ukrainer Pest von 1738 und 39, in der Siebenbürger von 1755–57, und zumal in der Moskauer von 1770) aus Schießpulver, oder aus Schwefel und Salpeter mit Harzen und Aromen, in den Spitälern und auf den Straßen fleißig gebraucht, und dergleichen mehr. Doch wie wenig dennoch alle diese Maßregeln dem Zweck entsprachen, der Seuche Grenzen zu setzen, und wie sehr unvollkommen und zum Teil fehlerhaft sie ausgeführt sein mochten, beweist schon die traurige Tatsache der ungeheuren Verheerungen, die diese Pest in einem Zeitraum von mehr als 6 Jahren anrichtete, und die so sehr weite Verbreitung derselben. In der Tat waren auch die von den Obrigkeiten und von den Ärzten in dieser polnisch-deutschen Pest getroffenen und durch den Druck bekannt gemachten Maßregeln im Wesentlichen nicht viel besser, und vermochten nicht mehrere Sicherung zu gewähren, als die schon im XVI. Jahrhundert, bei der damals zu verschiedenen Zeiten (zumal in den Jahren 1520, 1534, 1554 und folgenden) in verschiedenen Gegenden Deutschlands herrschenden Pest, von mehreren deutschen Staaten und Reichsstädten erlassenen Pest-Ordnungen, unter welchen sich einige für jenes Zeitalter wirklich durch zweckmäßige Strenge in der Absonderung der Kranken und Verdächtigen von den Gesunden auszeichneten.[1]

---

[1] Unter die ältesten und bemerkenswertesten deutschen Pestordnungen, die teils unmittelbar von Obrigkeits wegen, teils von den angestellten Pestärzten bekannt gemacht wurden, gehören die zu Memmingen, von Baldinus, vom Jahre 1494. eine Leipziger, von Albinus, 1484., eine andere von Pistor, 1501., und von M. Hundt, 1519., und von Stroemer, 1516. eine Nürnberger, von Kolbenschlag; 1519. eine andere Nürnberger, von Stocker, 1520, und von Fettich, 1551., sowie die R. St. Nürnbergische Pestordnung von 1562 und öfter, eine Hessen-Kassel. Verordnung von 1515, eine Basler, von Vadiani, von 1519., eine Augsburger, von Nigri, 1521. und öfter, eine Wiener von Kanstetter, 1521., und die Wiener Infektions-Ordnungen von 1540, 1552. Und öfter, eine Breslauer von 1553., eine Regensburger von 1555 u. a. m. Auch die Hamburger Pestordnung von 1578. zeichnet sich vorzüglich aus. – Ich finde auch schon eine Ulmer Pestordnung vom Jahr 1475 in 4., von einem Dr. Steinhövel angegeben, welche freilich die älteste unter allen deutschen sein würde, wenn denn jene Jahreszahl (bei Plouquet) richtig ist. – Unter den französischen Pest-Schriftstellern des XVII. Jahrhunderts kommt auch ein Bonparte vor.

Die teils durch ihre enorme Tödlichkeit, teils durch die klassischen Schriftsteller über sie berühmt gewordenen Pestseuchen in Siebenbürgen in den J. 1756–57 (Chenot) und wieder im J. 1786 (Lange), in der Moldau und von da in einem großen Teil von Rußland, besonders in Moskau in den J. 1770 und 1771 (Samoilowitz, Schaffonsky, v. Asch, von Mertens, Orraeus), in Wolhynien und der Ukraine in den J. 1738–39 (Schreiber), 1780 (Möller), und 1792 und 1798 (v. Minderer), in Syrmien im Jahr 1795–96 (v. Schraud), zeigen uns ebenfalls nicht viel tröstlichere Resultate in Hinsicht auf die schnellere Hemmung der Seuche, ungeachtet der großen und in der Tat höchst preiswürdigen Bemühungen, welche sowohl die russische Regierung, (und vormals auch die polnische, wie man aus Möllers Beschreibung der Pest in der Ukraine urkundlich sieht), als ganz besonders die österreichische anwenden ließ, um der jedesmaligen Seuche Grenzen zu setzen, und um die Kommunikationen zwischen den verpesteten oder auch den der Verpestung verdächtigen Menschen, Waren, Distrikten und zwischen den Gesunden abzuschneiden. Allerdings gewannen indessen die schon seit des großen Kaisers Joseph II. Zeiten in einem vorzüglichen Grade ausgezeichneten Anstalten der österreichischen Regierung und ihrer obersten Sanitätsbehörden in den neuesten Zeiten an sichernder Kräftigkeit, Strenge und Zweckmäßigkeit noch in einem Grade, der das Musterhafte dieser Vorkehrungen nur ganz neuerlich (1816) bei der von Bosnien aus nach Slavonien und Kroatien verbreiteten, und von da aus schon das nahe Österreich bedrohenden Pest durch den herrlichsten Erfolg bewies, in denn es durch sie der Regierung möglich wurde, der Seuche, welche freilich nur erst einige Distrikte jener Reiche, und selbst in diesen nur erst wenige Individuen ergriffen hatte, binnen weniger als zwei Monaten Meister zu werden, und von dem geängstigten Wien und Deutschland alle Gefahr abzuwenden. Gewiß kann ganz Deutschland der unermüdlich über den Gesundheitszustand seiner östlichen Grenzen wachenden, und bei jeder Spur von Pestverdacht sogleich ihre Aufmerksamkeit wie ihre Vorsichtsanstalten verdoppelnden Regierung des österreichischen Kaiserstaats für diese auch für die übrigen deutschen Länder so wichtigen und heilsamen Grenz- und Quarantäne etc. Anstalten, nicht dankbar genug sein. So hatten auch Neapel und ganz Italien bei der neuerlichen Pest von Noja die größte Verpflichtung zur Dankbarkeit für den Beistand, den die österreichischen Truppen, die dieses mal wirklich zum größten Glück für Neapel anwesend waren, und die fürtrefflichsten von ihren Anführern und Sanitäts-Beamten angeordneten und in Gemeinschaft mit den Neapolitanischen Behörden ausgeführten Maßregeln der unglücklichen Peststadt und weit mehr noch dem ganzen Reiche leisteten. Und es ist in der Tat sehr zu bezweifeln, ob es der neapolitanischen Regierung, auch bei den größten Bemühungen, ohne den Beistand der österreichischen Offiziere, Gesundheitsbeamten, und Truppen gelungen, ja ob es ihr allein nur möglich gewesen wäre, diese Pest in so kurzer Zeit, und mit einer solchen Beschränkthaltung auf eine einzige Stadt, wieder zu vertilgen. Daß ich durch diese Äußerung keineswegs dem Eifer und der Zweckmäßigkeit der Bemühungen und Anordnungen, welche die Regierung von Neapel in dieser Seuche getroffen hat, zu nahe treten, und das Verdienst, das sie hierbei hatte, gar nicht schmälern will, bedarf wohl kaum der Erinnerung.

Bei allen diesen Anstalten zur Sicherung gegen die Pestansteckung und zur Verhütung ihrer Weiterverbreitung waren und sind es indessen immer zwei Hauptpunkte, auf welche die aufgeklärtesten und vorsichtigsten Regierungen und Sanitätsbehörden das größte Gewicht gelegt, und über deren Erfüllung sie mit vorzüglicher Sorgfalt und Strenge gewacht haben: nämlich die gänzliche Absonderung der wirklich Erkrankten von den Gesunden, oder (was dasselbe ist) die möglichste Abschneidung aller Kommunikation zwischen Erkrankten und Gesunden, und dann die temporäre Aufhebung alles Verkehrs und schon aller Berührung nicht nur zwischen solchen Individuen und infektionsfähigen Gegenständen und Waren, welche, ohne auch wirklich erkrankt oder erweislich angesteckt zu sein, doch schon den Verdacht möglicher Ansteckung für sich haben könnten, und zwischen gesunden Individuen, sondern auch zwischen ganzen Distrikten, Ländern, und Völkerschaften, welche sich entweder im Zustande der Verpestung, oder auch nur im Verdacht einer solchen (bekanntlich nach verschiedenen Graden der Verdächtigkeit) befinden, und zwischen solchen Gegenden und Völkern, welche im Zustande einer guten Gesundheit sind. Die Anstalten, welche die Erfüllung dieser zweiten Maßregel betreffen, zugleich aber allerdings auch mehr oder weniger in die zur ersten Maßregel erforderlichen eingreifen, werden bekanntlich unter der Quarantäne zu Wasser wie zu Land, begriffen.

Die Quarantäne, und zwar insbesondere die in Seestädten und Häfen gegen die zu Wasser ankommenden angesteckten oder auch nur der Ansteckung verdächtigen Schiffe, ihre Mannschaft und Passagiere, wie ihre Effekten und Handelswaren, unter verschiedenen Graden der Schärfung oder der Milderung bestehende, ist als die erste und wichtigste unter allen Gegenanstalten gegen die seewärts nach Europa zu verschleppende Pest zuerst von der venezianischen Regierung, die überhaupt in der Errichtung einer öffentlichen Gesundheitspflege allen übrigen europäischen Staaten als Muster voranging, und sich um diesen wichtigen Teil der Staatsverwaltung und der Erhaltung des Volkswohls unendliche Verdienste erworben hatte, um das Jahr 1443, oder nach Muratori noch bestimmter um das Jahr 1478 (nach P. Russel um 1484) eingeführt worden.[2] Schon zu jener Zeit wurde auf der noch heutiges Tages zu dem gleichen Zweck benützen Lagunen-Insel Lazaretto vecchio das erste und älteste Pestquarantänen-Haus errichtet, zu welchem etwa 150 Jahre später auf einer von der Stadt noch eine starke halbe Stunde weiter entfernten Insel (Lazaretto nuovo) noch ein zweites größeres, und besser eingerichtetes Pesthaus nebst den nötigen Nebengebäuden, Wohnungen der Geistlichen, Offizianten, Wachthäusern etc. hinzugefügt wurde. Die Einrichtung, Anordnung und Verwaltung in diesen venezianischen Quarantänehäusern ist zwar eben nicht elegant und bequem, aber doch, wie ich mich aus eigenem Augenschein (so weit er mir gestattet werden konnte) überzeugt habe, noch heutzutage in Hinsicht auf Strenge und Genauigkeit in der Vollziehung der Instruktionen vorzüglicher, als in manchen andern großen Pestlazaretten. Und wenn sie auch wirklich in den letzteren Zeiten der Republik sich so verschlimmert haben sollte, wie Howard behauptet, so wird diese für Österreichs Sicherheit so wichtige Anstalt gewiß jetzt, unter

---

[2] Nach Boccaccio (Decamerone, S. 2) waren wohl schon im Jahr 1348 zu Florenz, bei der damaligen durch ganz Italien auf das schrecklichste wütenden Pest, von den dazu verordneten Beamten mehrere öffentliche Gegenanstalten getroffen worden; doch keine Art von Quarantäne.

der Leitung der in diesem Fach so musterhaft tätigen und wachsamen österreichischen Regierung, wieder in einem höheren Grad verbessert werden. Auch die Instruktionen, wie sie schon im Jahr 1770 bestanden, und wie man sie bei Howard (Nachrichten von den vorzüglichsten Kranken – und Pesthäusern, S. 25ff.) samt einer kurzen Beschreibung jener Quarantäne-Anstalten bei Venedig nachlesen kann, sind so zweckmäßig und wirklich trefflich, wie kaum die der Marseiller, oder der Genueser und anderer wegen ihrer Einrichtung gepriesenen Quarantänen.

Nach dem Muster dieser Quarantäne-Anstalten zu Venedig wurden dann später die übrigen in den andern damit versehenen Seehäfen des Mittelmeers gebildet, und mit ähnlichen Gesetzen versehen. Einige dieser Pesthäuser und Quarantäne-Anstalten haben seitdem an Größe und Umfang, (Marseille, Genua), an Schönheit, Zweckmäßigkeit und Reinlichkeit (dieselben und Triest), und zum Teil selbst an noch spezieller und genauerer Bestimmung der Ansteckungs- und Verdächtigkeits-Grade, wie der Verhaltungs-Normen bei ihnen, so wie (was freilich immer die Hauptsache ist) an beharrlicher Strenge, Zuverlässigkeit, Pünktlichkeit in der Erfüllung der vorgeschriebenen Gesetze die venezianischen übertroffen: und es verdienen allerdings namentlich die Quarantänen-Anstalten zu Marseille, die uns, nach Howard, Fischer so genau beschrieben hat, als die ansehnlichsten von allen am Mittelmeer, dann die zu Genua, welche ebenfalls sehr schön angelegt, und auch in dem Äußern der Gebäude imponierend sind, die eben so zweckmäßig und schön eingerichteten als reinlichen und wohl verwalteten (zwei) Pesthäuser zu Triest, auch das wohleingerichtete Pesthaus zu Livorno (dessen Einrichtungen Barbolano 1785 beschrieben hat) das Lob, das ihnen schon mehrere Ärzte und Reisende erteilt haben. Nächst diesen haben in den jüngsten Zeiten auch die bedeutenden Pestlazarette zu Neapel (eigentlich 2 Stunden von der Stadt auf der Insel Nisida), auf Malta, zu Messina und Palermo, und zu Ancona etc., solche wesentliche Verbesserungen in ihrer Einrichtung und in ihren Gesetzen erhalten, und es herrscht auch jetzt in den meisten dieser italienischen Hafen-Lazarette, so wie auch in den französischen und spanischen, ein solcher guter Geist der Wachsamkeit und der Strenge gegen solche Schiffe und Passagiere, die sich den Hafen- und Quarantäne-Gesetzen entziehen oder ihnen nicht alle Folge leisten wollen, daß man Italien und den angrenzenden Kontinent von Europa von dieser Seite, von welcher er allerdings von der orientalischen Pest am ersten und stärksten bedroht wird, gegen jede fernere Einbringung der Pest durch Menschen oder Waren ganz gesichert halten sollte; weil wirklich, wenn die Gesetze der Quarantänen-Anstalten und der Waren-Polizei in diesen und den französisch-spanischen Häfen mit der vorgeschriebenen Strenge und Pünktlichkeit un-ausgesetzt und von jedem dabei Angestellten gehalten werden, die Einschleppung des Giftes, die nur durch Einschleichen von Menschen oder durch Einschwärzen von Waren geschehen kann, unmöglich wird.

Daß indessen dennoch die besten Quarantäne-Anstal-ten und die strengsten Instruktionen für dieselben weder die Vernachlässigung und Übertretung derselben von Seiten einzelner dabei angestellter Offizianten, Bedien-steten, Wachtposten etc., und die dadurch möglich werdende Einbringung des Pestgiftes (vorzüglich durch nachlässig behandelte oder betrüglich versteckt gehaltene gifthaltende Waren), ganz und immer verhindern könne, noch daß es durch sie der List und dem Betrug der Schleichhändler und ihrer Helfershelfer unmöglich wer-den sollte, ihre verpesteten Waren auf kleineren Booten unter dem Schutz der Nacht an anderen wenig oder gar nicht bewachten Stellen der Küste ans Land zu setzen, davon haben wir nicht nur unter andern vor 14 Jahren, und auch nachher noch öfters, zu und in der Nachbarschaft von Malaga, Cadix, und anderen spanischen Seehäfen, die für die ganze mittägliche Küste von Spanien so traurig gewordenen Beispiele an dem Gelbfieber, so wie im Jahr 1805 ein ähnliches zu Livorno, gesehen, sondern es hat uns auch von solcher Einführung der Pest selbst vor drei Jahren Malta (wohin die Pest durch ein in die dortige Quarantäne selbst aufgenommenes verpestetes Schiff aus der Levante gebracht worden war), und nun vor zwei Jahren das unglückliche Noja die warnendsten Beweise aufgestellt. Denn wenngleich aus der vor uns liegenden Schrift die genaueren Umstände, unter welchen das Pestgift nach der Provinz Bari und Noja gebracht wurde, nicht mit vollkommener Gewißheit hervorgehen, so ist doch nach den hierüber angegebenen Daten soviel wenigstens anzunehmen, daß die gifthaltenden Warenballen, welche die Seuche nach Noja brachten, auf dem Wege und durch die Betrugskünste des Schleichhandels außerhalb den dazu bestimmten Landungs- Orten und Zollstätten, und auf jeden Fall nicht in irgend einem mit Quarantäne- oder ähnlichen Polizei-Anstalten versehenen Seehafen ans Land gebracht worden waren. Solche Fälle von Einschleppung des Pestgiftes durch heimlich an unbewachten Küstengegenden ans Land gesetzte und eingeschwärzte Waren, welche wohl sehr häufig aus den größeren Schiffen, die aus den verpesteten Orten der Levante oder Afrikas etc. kommen, auf der See, und noch weit von dem Landungsplatz eines solchen Schiffes entfernt, auf kleinere Boote verladen, und dann um so unbemerkter an bequemen Uferstellen ausgeladen und in Verwahrung gebracht werden, kommen nur zu oft vor, und gewiß häufiger als man glauben sollte. Es ist auch glücklicherweise nicht immer die Folge, daß durch die Einschwärzung solcher giftfangender Waren die Pest wirklich in das Land gebracht werde.

Denn erstens sind bekanntlich nicht alle Waren und Schiffs-Artikel in gleichem Grade für die Aufnahme und Festhaltung des Pestgiftes empfänglich; mehrere fixieren dasselbe entweder gar nicht, oder geben es in kürzere Zeit wieder an die Atmosphäre oder das Wasser etc. ab; und somit können Waren und Geräte dieser Art, wenn sie auch anfänglich vom Miasma befleckt waren, während des Transportes über See (zumal auf längeren Reisen und in weitere Entfernungen, wie z. B. nach den Küsten von England, der nordischen Reiche etc.), dieses Gift wieder verlieren, und unschädlich werden. Und zweitens kann auch solche Ware, die wirklich in hohem Grad gift-saugend und giftfixierend ist (wie namentlich Baumwolle, rohe Seide, Pelzwerk, Wolle), zufällig so lange Jahre in unaufgemachten Ballen in abgelegenen Speichern oder andern Verstecken liegen bleiben, bis endlich das Gift in ihm seine Ansteckungskraft verloren hat – obwohl diesem Umstand gerade am wenigsten zu trauen, und vielmehr, wegen erwiesener Beispiele von 8–12jähriger Dauer der Ansteckungskraft, solcher Ballen von Baumwolle etc., jede in höheren Grade infektionsfähige Ware (zu welcher auch außer obigen noch Flachs, Hanf, Federn, Haare, Stricke und Taue, Zwirn, Kleidungsstücke, Leinwand, Häute, Papier, Bücher, zu rechnen sind), sobald ihre Herkunft aus verpesteten Orten wirklich erwiesen ist, und wenn sie nicht hinreichend sichernden Entpestungs- und Reinigungsversuchen unterworfen werden kann, für immer, und auch nach der längsten Zeit ihrer Niederlage in Magazinen und Speichern, für verpestet und anstek-kungsfähig erklärt und als solche behandelt werden muß.

So lange indessen diese Wünsche aller aufrichtigen Freunde des wahren und auf fortschreitende Zivilisation und Aufklärung gegründeten Völkerwohls nur noch – Wünsche bleiben werden, und so lange ihre Ausführung in den Rücksichten und Interessen der Europäischen Staatenpolitik noch Hindernisse findet, so lange muß unsere Sicherung und Schutzwehr gegen die Pest allerdings in der kräftigsten und von allen Seiten, woher die Gefahr droht, möglichst gleichmäßigen Aufrechthaltung jener Quarantäne-Anstalten gesucht werden. Zu diesen gehören nun, außer jenen See-Quarantänen und Hafen-Lazaretten, auch die im Lande selbst, wo die Pest ausgebrochen ist, oder an dessen Grenzen und an den Grenzen des Nachbarlandes zu errichtenden und zu unterhaltenden Absonderungs- und Sperrungs-Anstalten, oder die eigentliche Land-Quarantäne, als der zweite von den oben genannten Hauptpunkten, auf die es zum Behuf der Pestabwehrung am wesentlichsten ankommt: Ja wie sehr in allen den Fällen, wo die in einem Lande oder auch nur in einzelnen Distrikten oder Städten ausgebrochene Pest durch bloße in diesem Land oder Ort selbst gegen sie getroffene Unterdrückungs- und Tilgungs-Maßregeln dennoch in ihrem Fortschreiten nicht gehemmt werden kann, und noch weit mehr in den Fällen, wo in dem verpesteten Land oder Distrikt so gut als gar nichts gegen die Seuche und ihr Umsichgreifen geschieht, die Sicherung der Nachbarländer lediglich von solchen wohlgeordneten und auf das strengste durchgeführten Sperrungs-Anstalten, und von der Abschneidung aller und jeder unmittelbarer Kommunikation zwischen den angesteckten Orten und den gesunden abhänge, beweist am überzeugendsten das Absperrungssystem, welches Österreich mit der musterhaftesten Konsequenz und Strenge gegen die türkischen Länder an seinen dortigen Grenzprovinzen befolgt: Diesen in einem so weiten Umfang und mit so unermeßlichen Kostenaufwand behaupteten System einer militärischen Grenz-Quarantäne, zu welcher eine sehr große Anzahl von Truppen (die eigentlichen Grenz-Regimenter im Bannat, Siebenbürgen, Kroatien, Slavonien, an den Grenzen Bosniens, Serbiens, türkisch Albaniens, der Walachei usw.) beständig verwendet werden, und für welche ein eigenes medizinisch-polizeiliches Personal mit den vollständigsten und schärfsten Instruktionen besteht, hat nicht nur Österreich selbst die Sicherung seiner Staaten vor dem von jenen Grenzen aus beständig drohenden Seuchengift zu verdanken, sondern auch ganz Deutschland findet in diesen wohltätigen Anstalten zunächst seinen Schutz. Das nördliche Deutschland erhält diesen zum Teil auch von den ähnlichen Quarantäne-Anstalten, welche die russische Regierung, zumal die jetzige, unter den durch Alexanders Fürsorge so sehr verbesserten Einrichtungen, an den weiten Grenzen dieses Reiches gegen die Türkei getroffen hat. Diese Land-Quarantäne wird gegen Menschen und Waren nicht etwa nur in wirklichen Pestzeiten, wo sie natürlich ungleich geschärfter ist, und jeden Verkehr mit den angesteckten Gegenden abschneidet (mit alleiniger Ausnahme gewisser gar nicht infektionsfähiger Verbauchsgüter, doch nur erst nach der vorschriftsmäßigen Reinigung, und unter den übrigen jede unmittelbare Berührung verhindernden Sicherheitsvorkehrungen), sondern auch außer den Pestzeiten immerwährend aufrecht erhalten, und die fürtrefflichen österreichischen Einrichtungen und Quarantänehäuser und Waren-Quarantänespeicher für diesen Zweck sind bekannt genug.

Der Grund, auf welchen die Sicherungskraft dieser Quarantäne- und Isolierungs-Anstalten beruht, darf Ärzten, die mit den durch eine unendliche Menge von

Erfahrungen ausgemachten Ansteckungsverhältnissen der Pest bekannt sind, hier nicht erst näher bezeichnet werden. Er ist, wie jetzt und schon seit mehr als einem Jahrhundert zur evidentesten Gewißheit bewiesen und ziemlich allgemein angenommen ist, die fixe, oder nicht flüchtige, nicht in weite Räume durch die Atmosphäre diffusible, keiner Verbreitung durch die Luft in Entfernungen von vielen Metern, oder wohl gar von Meilen fähige, Natur des Pestgiftes. Nicht, wie das Miasma mehrerer anderen hitzigen Ausschlagsfieber, oder wie das vieler bösartiger Typhus- und fauligen Fieber, ja nicht einmal wie das ansteckende Gift des (einmal ansteckend und pestartig gewordenen) Gelbfiebers (des wahren und bösartigen amerikanischen), vermag das Pestgift in Entfernungen von mehreren Schuhen sich in die Luft zu erheben, und durch die Luft auf andere Menschen oder anfällige Waren fortverbreitet zu werden. Die unzweideutigsten Tatsachen bestätigen es vielmehr in jeder Pestseuche, daß auch in den infiziertesten Orten und Häusern, wie namentlich selbst in Pestspitälern, die Ansteckungsweite dieses Giftes, wenn es gleich kein vollkommen fixes gar keiner Aufnahme in die Atmosphäre, wie z. B. das venerische, fähiges ist, doch im äußersten Fall nicht über drei bis vier Fuß beträgt, und daß es vielmehr, und freilich dann auch am gewissesten und stärksten, durch unmittelbare Berührung ansteckt; es erfolge diese von Menschen zu Menschen, oder von Menschen zu solchen Waren und Geräten, die der Infektion fähig sind, oder an denen das Gift haften bleibt (wovon zum großen Glück gerade die unentbehrlichsten Lebensmittel, Getreide und Brot, auch Baumfrüchte, fast ganz ausgenommen sind), und von solchen infizierten Waren wieder auf Menschen. Diese Bedingtheit einer unmittelbaren Berührung zur Ansteckung hat allerdings etwas sicherndes und Beruhigendes bei sich, was andere Seuchengifte, welche sich rein epidemisch-atmosphärisch verbreiten und mitteilen, nicht gewähren können, und geht sogar der Pest einigen Vorteil vor dem Gelbfieber voraus, den nämlich einer leichter möglichen Verwahrung vor ihr, wenngleich auch das Contagium des Gelbfiebers nicht immer an allen Orten einer Verflüchtigung und Mitteilung durch die Atmosphäre in größeren Entfernungen fähig zu sein scheint, und so namentlich zu Livorno 1805, auch selbst in Spanien in den tiefer binnenwärts gelegenen Distrikten, sehr wenig oder gar nicht durch die Atmosphäre in Distanz, sondern fast bloß nur noch durch unmittelbaren Kontakt ansteckend war. Große Dunkelheit herrscht indessen bei dem Pestcontagium nicht nur über die Quelle desselben (welche wenigstens in den Ausdünstungen der Überschwemmungen in Ägypten, und anderer Gewässer in Anatolien etc. nicht allein gesucht werden dürfen), wie wir denn überhaupt hinsichtlich der speziellen Bildungsgeschichte aller Seuchen noch sehr wenig positives wissen, sondern besonders darüber, wie sich das ursprünglich doch unzweifelhaft in und durch die Atmosphäre verbreitete, also dann noch flüchtigere, Pestgift nach und nach so sehr verändere, modifiziere, oder konzentriere, daß es die atmosphärische Mitteilbarkeit größtenteils verliert, und zum fixen Gift wird; und wie dasselbe dennoch durch die Wirkung der heißeren Sonne so sehr verändert, und selbst aufgelöst werden kann. Denn überall im Süden läßt die Pestseuche beim Eintritt des Sonnensolstitiums schnell und auffallend nach, oder hört dann ganz auf, wie schon Prosper Alpin von der ägyptischen Pest bemerkte, und neuere Schriftsteller, zumal Bruce, Desgenettes, und einer der trefflichsten Beobachter, Pugnet, von derselben versichern,

(Bruce, und früher schon Niebuhr, gaben den um den Johannistag in Ägypten fallenden Tau als die entscheidendste Ursache der Abnahme der Pest zu dieser Zeit an), und wie dieses auch von der Pest von Syrien und Aleppo der treffliche Russel bestätigt. In den nördlicheren europäischen Ländern hat man dagegen nicht denselben günstigen Einfluß des Sommers bemerkt, wie man schon aus den bei Russel befindlichen Vergleichungstabellen der Mortalität in der Londoner etc. und der Aleppischen Pest wahrnehmen kann.

Genug indessen, wenn wir wissen, daß die fixe oder wenigstens nur in dem geringsten Grad atmosphärisch diffusible Natur des einmal ausgebildeten Pestgiftes es uns nicht nur möglich macht, uns vor der Ansteckung durch Menschen und Waren (Betrug und Verheimlichung freilich abgerechnet) zu schützen, sondern daß sie uns in demjenigen wichtigsten Teil des Quarantänesystems, welches in der strengsten und sorgfältigsten Sperrung und Abschneidung aller unmittelbaren Berührung von Pestkranken oder Pestwaren, und an den angesteckten Orten selbst in der strengsten Isolierung und Einschließung der Gesunden in ihre Häuser besteht, das gewisseste und kaum trügende Sicherungsmittel darbietet. Wie groß die Sicherungskraft dieser letzteren Maßregel, der gänzlichen Aufhebung aller Kommunication zwischen den Gesunden und den übrigen Einwohnern einer Stadt, in welcher die Pest herrscht, mittelst der freiwilligen Einschließung dieser Gesunden in ihre Häuser und der strengsten Gesperrthaltung derselben sei, beweist am unwidersprechlichsten der Erfolg des Verfahrens, welches in den türkisch-asiatischen Handelsstädten die dortigen Europäischen Konsuls und andere europäische Familien während der Dauer einer Pestseuche beobachten, und welches schon Alexander Russel (der Bruder des

Pestschriftstellers) in seiner *Natural History of Aleppo,* so wie auch die französischen Ärzte Hollande und Mallet beschrieben haben. Ich kann die Wahrheit dieser Beobachtungen, und somit die zuverlässige Sicherungskraft eines strengen Isolierungs- und Einschließungssystems mitten unter den fürchterlichsten Verheerungen einer Pestseuche, aus den mündlichen Erzählungen meiner verewigten ersten Gattin, einer geborenen Venezianerin aus deutscher Abkunft, welche in ihrer ersten Ehe an den damaligen großbritannischen Generalkonsul Devezin in Zypern und Aleppo verheiratet war, bestätigen: sowie ich überhaupt aus dem Mund dieser mir ewig unvergeßlichen ersten Gefährtin meines Lebens viele und sehr interessante Daten und Aufschlüsse über den Verlauf und die Erscheinungen und Verhältnisse der Pest, welche sie im Jahr 1786, kaum 17 Jahre alt, in Aleppo gleich bei ihrer Ankunft daselbst, und zwar vier volle Monate hindurch, erleben und zum Teil mit ansehen mußte, erhalten habe.

Die ausführlichere Mitteilung dessen, was mir meine verstorbene Gattin über die Geschichte jener – bisher noch von keinem Arzte beschriebenen – furchtbar verheerend gewesenen Pest von Aleppo im Jahr 1786 (in welcher von einer Bevölkerung von etwa 160000 Menschen über 50000 Menschen weggerafft wurden, in der Höhe der Pest täglich zwischen 1–200) behalte ich mir für einen andern Ort vor. Hier bemerke ich bloß, daß meine Frau mit ihrem Gatten und ihrem ganzen Hauspersonal während dieser 4 Monate in dem höher und ringsum frei und abgesondert gelegenen englischen Konsulats-Haus nicht nur auf das strengste eingeschlossen lebte, so zwar, daß das Haus von außen mit Schranken versehen ward, deren Schlüssel der Hausherr jedesmal bei sich zu tragen pflegt, und innerhalb den Schranken von einem Janitscharen, in gewöhnlichen Ablösungen von halben Tagen zu halben Tagen mit einem andern, (welche Janitscharen-Wachen alsdann von den Europäern gemeinschaftlich bezahlt werden) beständig bewacht wurde, sondern daß auch alle diejenigen unentbehrlichen Lebensmittel, welche von einem dazu bestimmten und das Haus selbst nie betretenden Einkäufer an der wachehaltenden Janitscharen abgeliefert wurden, niemals in unmittelbarer Berührung von diesem Einkäufer, und auch nicht einmal von dem Bedienten des Hauses, in Empfang genommen wurden. Der Janitschar ließ vielmehr diese Speisewaren (Brot, Gemüse, Früchte, und auch wohl Fleisch) von dem Einkäufer auf eine innerhalb der (beinahe mannshohen) Schranken angebrachten Tafel legen, ergriff sie dann nie mit bloßen Händen, sondern immer mittelst eines etwa fünf Schuhe langen eisernen Hakens, tauchte sie alsdann erst einigemal in Weinessig und Wasser, und übergab sie dann durch eine kleine Öffnung oder Fenster im unteren Geschoß dem dazu bestimmten Bediensteten, der sie dann an einem dazu bestimmten Ort im Hause erst wieder eintauchte, ehe er sie zur Küche brachte, oder trocknen ließ. Der Essig und das Wasser in der Tonne innerhalb der Schranken wurde täglich erneuert. Nur das Brot, weil es an allerwenigsten infektionsfähig ist, wurde nicht in Essig getaucht, jedoch immer erst einen oder einige Tage im untern Hausraum liegen gelassen. Andere, nur einigermaßen giftfangende Gegenstände und Waren wurden in jener ganzen langen Zeit, in welcher meine selige Gattin mit ihrer ganzen Familie einen ebenso strengen als traurigen Arrest sich auferlegen mußte, gar nicht zugelassen, Briefe und Papiere aber nur, nachdem sie mehrmals durch Essig gezogen und wieder getrocknet waren.

Von der oberen Terrasse des Hauses herab, auf welcher sich die Familie bei Tage öfters auf hielt, konnte meine

Gattin nur zu deutlich und nur zu grausenerregend täglich eine Menge Pestkranker auf den Straßen herum wanken, ihre Beulen sich verbinden,- mehrere auch schnell umfallen und sterben sehen. Ja, um das Schreckliche und Ängstigende ihrer Lage zu vermehren, mußte sie zwei von den wachthabenden Janitscharen, die in der Übernahme der Einkäufe nicht vorsichtig genug waren, innerhalb der Schranken von der Pest ergriffen und sterben sehen. – Und dennoch, blieb bei der so sehr nahen Ansteckungsgefahr (indem der eine dieser angesteckten Janitscharen, da sein Zustand der Nacht wegen nicht sogleich bemerkt wurde, mehrere Stunden tot, oder wenigstens sterbend, an dem Hause liegen blieb), das Innere ihres Hauses von der Pest während dieser 4 Monate ganz verschont, und an keinem seiner Bewohner zeigte sich nur die geringste Spur von Ansteckung! Ganz dieselben glücklichen Erfahrungen hatten damals auch die Häuser der übrigen Konsule und Kaufleute zu Aleppo aufzuweisen.

Diese Einschließungs - und Absperrungs Anstalten waren es auch, welche in der Pest von Noja so überaus große Dienste und eine solch ausgezeichnete Wirksamkeit zur Abhaltung dieser Pest von den nächsten Umgegenden leisteten, wie sie kaum noch in einer andern, Pestseuche wahrgenommen worden sind. Es war aber nicht die Maßregel der Isolierung und Einschließung der Stadt an sich, es war die musterhafte Strenge und Trefflichkeit ihrer Ausführung, durch welche es den vereinigt und in der schönsten Harmonie zusammenwirkenden bürgerlichen und militärischen Behörden möglich wurde, die Pest in diesen so engen Grenzen fest zu bannen, und das ganze Reich zu retten. Die Namen all derer, welche die Leitung jener Sicherungs- und Einschließungs-Anstalten über sich hatten, und sie so trefflich durchführten, eines

Marabelli, Garofalo, und anderer neapolitanischer und österreichischer Beamten, verdienen neben der Namen derer, welche als Ärzte und Sanitätspfleger in der verpesteten Stadt selbst sich unvergängliches Verdienst und eine unverwelkliche Ehrenkrone erwarben, und unter diesen vor allen der Name des ehrwürdigen Garron in den Gedächtnistafeln der Geschichte mit den Flammenzügen des Ruhms und der Dankbarkeit eingegraben, dann neben diesen auch die Namen der übrigen in den Spitälern zu Noja während der Pest tätig gewesenen (in dieser Schrift nicht genannten) Ärzte, Doleo, Rubino, Montanaro, De Nicolo, Perrone etc. verzeichnet zu werden. Ihr Beispiel möge in ähnlichen Gefahren zum Muster dienen.

Erlangen, im Februar 1818
Dr. Harless.

Einleitung.

NACH den großen Ereignissen in der neuesten Völkergeschichte, wovon ganz Europa mehr oder weniger erschüttert wurde, hat sich kaum eine Begebenheit ereignet, die eine größere und beunruhigendere Teilnahme in einem großen Teil von Europa erregt hätte, als die im Jahr 1815 ausgebrochene Pest zu Noja. Außerhalb Italien ist bis jetzt über die Geschichte, die näheren Umstände und Verhältnisse der Entstehung und des Ganges dieser so furchtbar gewesenen Seuche fast nichts anders bekannt geworden, als das Wenige und äußerst Dürftige, was die Zeitungen hierüber enthielten. Es wird daher nichts Überflüssiges sein, eine einfache und treue Darstellung davon zu liefern, deren Tatsachen vorzüglich aus dem amtlichen Tagebuch genommen sind, welches auf Befehl des obersten Gesundheits-Komitees zu Neapel bekannt, und von dem Inspektor der öffentlichen Gesundheit , Herrn Carl Bozzelli, herausgegeben worden ist,[3] so wie auch aus der im Ausland schwerlich bekanntgewordenen Schrift, welche der Duca di Ventignano[4] über die nämliche Begebenheit geschrieben hat. Auch habe ich die Schriften benutzt, welche Panvini[5], Zocchi[6] und

---

[3] Giornale di tutti ali atti, discussioni e determinazioni della Soraintendenza generale e Sopremo Magistrato di Sanità del Regno di Napoli in occasione del morbo contagioso sviluppato nella Città di Noja. Napoli nella Stamperia Reale 1816.

[4] Ragguaglio istorico della peste sviluppata in Noja nell'anno - 1815. Napoli, dalla Tipografia di Trani 1816.

[5] Chiara dimostrazione dè veri preservativi della peste, o dè rimedi, che la distruggono infallibilmente coll' esposizione delle circostanze, che infieriscono la peste, e del si miglior metodo di curare gli appestati, e con l'aggiunta delle più interessanti regole sanitarie del sacerdote P. Panvini, Dottore in Medicina e Filosofia, socio dello Rle. Accademia di

Romani[7] fast gleichzeitig über diese Pest geliefert haben. Ich führe diese wichtigen Quellen, aus denen ich schöpfte, gleich hier an, um mich der öfteren Zitationen zu entheben, die den Leser nur ermüden würden.

Nachdem ich die Ereignisse, welche sich beim Ausbruch der Krankheit, und in deren Höhepunkt, bis zu ihrer Ausrottung zugetragen, sowie die diesfalls von Seiten der Regierung getroffenen nachdrucksvollen Maßregeln werde auseinandergesetzt haben, so will ich von den besonderen Phänomenen der Pest zu Noja und von den in Ausübung gesetzten Methoden rücksichtlich der ärztlichen Behandlung derselben reden. Auch werde ich nicht unterlassen, die von den obgenannten Schriftstellern angestellten Untersuchungen und die von ihnen und andern vorgeschlagenen Mittel in einer bündigen Übersicht zusammenzustellen.

Die Geschichte der Pest von Noja allein wird genügen, um all das alberne Geschwätz und die Vorurteile, die auch bei dieser Veranlassung über die Unnützlichkeit der Arzneikunst, und über die Ohnmacht der Ärzte in Umlauf gebracht wurden, zu widerlegen. Vermöge der bei dieser Gelegenheit angewandten Arzneimittel sind viele Schlachtopfer dem Reich des Todes entrissen worden, so daß nur um so mehr das bestätigt worden ist, was schon Bertrand bewiesen hat, als er von der Pest zu Marseille schrieb. Die damalige Marseiller Pest nämlich herrschte gleichzeitig in der Stadt, in ihren Umgebungen, und auf den Galeeren. Die Stadtbewohner, welche sich vorzugs-

---

medicina di Palermo, e Medico in detta città, a Palermo, della Tipografia Re. di Guerra 1813.

[6] Pensiere sulla peste. Napoli nella Tipografia Chianese 1815.

[7] Ricordi su la Peste redatti in un sistema teorico-pratico da F. Romani, Dottore in Filosofia e in Medicina. Napoliasis. Da Torchi di Glauco Masi.

weise gütlich zu tun pflegen, die Bewohner des flachen Landes, deren Gesundheit im Ganzen jederzeit fester ist, wurden in Menge von der Pest weggerafft, weil sie es verschmähten, sich einer ärztlichen Leitung zu unterziehen, die sie für unnütz hielten. Auf den Galeeren hingegen, dem Inbegriff des höchsten Elends, wo 10000 Menschen in einem sehr engen Raume aufeinander gehäuft waren, war die Anzahl der Toten verhältnismäßig viel geringer, weil sie genötigt wurden, sich einer regelmäßigen Kur zu unterwerfen.[8]

Dies mag hinlänglich sein, den Glauben des gemeinen Volks in beinahe allen Ländern zunichte zu machen, daß nämlich die Arzneimittel, welche man gegen dieses Übel gebrauche, wirkungslos und unnütz seien, und daß, wer einmal zum Tode bestimmt sei, bei aller ärztlichen Sorgfalt dennoch sterben müsse. Eine Art Fatalismus, der gerade bei einer solchen Seuche nicht anders als von den schrecklichsten Folgen sein kann.

Ausbruch der Krankheit.

DAS Königreich Neapel ist, wegen seiner geographischen Lage, der Pest vielleicht mehr als irgendein anderes Land des kultivierteren Europas ausgesetzt. Seine Nähe an den ottomanischen Provinzen, und die große Ausdehnung seiner Seeküsten, welche den Schleichhandel begünstigt, haben es schon öfters zum Opfer dieser Geißel der wärmeren Himmelsstriche gemacht. In weniger als anderthalb Jahrhundert hatte sich die Pest mehr als drei Male gezeigt, und zwar in beinahe gleichen Zeiträumen,

---

[8] Relation historique de la peste de Marseille en 1720. Cologne 1721. S. 82.

nämlich: im Jahr 1656 zu Neapel, 1696 zu Conversano und der Nachbarschaft, 1744 zu Reggio und Messina. Die Nähe der Gefahr hat die Regierung veranlaßt, über die genaue Beobachtung der Sanitäts-Statuten sorgfältig zu wachen. Und wirklich, als Europa, nachdem es seinen Frieden zu Waterloo erobert hatte, anfing wegen der Pest zu fürchten, die sich von ihrer Urquelle, Ägypten, nach vielen Städten und Provinzen des ottomanischen Reichs verbreitet, und sogar Epirus und Dalmatien ergriffen hatte, wurde eine Grenzbefestigung längst den Ionischen und Adriatischen Küstenländern des Königreichs gezogen; und die Sanitätsanstalten, die man schon zur Zeit der Pest von Malta 1815 getroffen, wurden wieder in Kraft gesetzt. Diese betreffen zuerst die Ausmittelung und Bekanntmachung der Kennzeichen der pestilenzialischen Krankheit, bei deren Erscheinen jeder verpflichtet sei, die hernach beschriebenen Vorsichtsmaßregeln zu befolgen. Die von der Regierung bekannt gemachten Kennzeichen, nach welchen eine Krankheit für Pest zu erklären sei, waren folgende:

1.) Hitziges Fieber, das innerhalb 24 Stunden, oder spätestens in zwei Tagen tötet, insofern nicht Sonnenstich, oder häufiger Gebrauch spirituöser Getränke vorhergegangen und als alleinige Ursache solcher schleunig tötender Fieber anzusehen ist.

2.) Hitziges Fieber mit allgemeiner Entkräftung, und Aufschwellen einer Drüse, oder Ausbruch eines Karbunkels, oder einer Pestbeule vor dem siebenten Tag, und ohne Erleichterung der Kranken.

3.) Fieber, die vom zweiten oder dritten Tag an gangränöse Flecken hervorbringen, begleitet mit Schwäche und dem Tode vor dem siebenten Tag.

4.) Hitzige Fieber mit Kälte in den äußeren Teilen, gänzlicher Mangel an Kräften, ansteckend für Individuen derselben Familie, und vor dem siebenten Tag tödlich, insofern nicht verdorbene oder giftige Speisen vorher genommen worden.

Folgendes waren die erteilten Verhaltungsregeln beim Erscheinen der Krankheit:

1.) Die Ärzte, sowie sie etwas entdecken, haben alsbald der Obrigkeit der Gemeinde Nachricht zu geben. Dieses teilt es dem nächsten Sanitäts-Agenten mit, und verfügt unverzüglich die Absonderung der Kranken von den übrigen Einwohnern. Es muß nicht zugeben, daß andere als die Ärzte und nötige Gehilfen sie sehen, und diese müssen immer die nämlichen sein; die Kranken dürfen jedoch die große Vorsicht, die man ihrethalben gebraucht, nicht bemerken, damit sie nicht verzagt und kleinmütig werden.

2.) Die Sanitäts-Agenten haben den nächsten Aufseher oder Unteraufseher der allgemeinen Sanitätspflege davon zu benachrichtigen, und die berühmtesten Ärzte des Umkreises zu berufen. Diese, in Verbindung mit den an Ort und Stelle praktizierenden Ärzten, sollen den Charakter des Übels untersuchen, und falls sie die obenbeschriebenen Kennzeichen daran bemerken, ihr Gutachten niederschreiben,

3.) Diese Gutachten müssen dem Aufseher oder Unteraufseher übermacht werden, der solche mit der größten Schnelligkeit der Allgemeinen Sanitäts-Oberaufsicht einsendet.

4.) Wenn die untersuchenden Ärzte das Übel von ansteckender Art und mit den obengenannten Kennzeichen verbunden befunden haben, so soll einer, oder mehrere derselben an Ort und Stelle verbleiben, um daselbst in Gemeinschaft mit den daselbst praktizierenden Ärzten ein Tagebuch halten, welches wöchentlich zwei Mal an die Allgemeine Oberaufsicht übersandt wird.

5.) Ist die Familie des Angesteckten nicht im Stande, ihm den nötigen Beistand zu leisten, so ist die Gemeinde verbunden, ihm beizustehen.

6.) Die ganze Gemeinde muß sogleich mit eine Grenz-befestigung umzogen werden, und man muß die Lebens-mittel, Arzneien, und andere Bedürfnisse nur mit den nötigen Sanitäts-Vorsichtsmaßregeln durchlassen,

7.) Die Aufseher müssen immer Lokale ausersehen, zum Gebrauch für Spitäler, eingeschlossen, und von der übrigen Gemeinde abgesondert.

Diese Instruktionen wurden mit der äußersten Gewis-senhaftigkeit befolgt. Doch ungeachtet aller angewandten Vorsicht erhielt man am 27. Dezember 1815 in Neapel die Nachricht von einer in Noja sich entwickelten an-steckenden Seuche: die Ärzte jedoch, welche der Aufseher der Provinz dahin abgesandt hatte, um den Charakter des Übels zu beobachten, hatten sich anfänglich darüber getäuscht, indem sie erklärten: es sei ein exanthematisches Faulfieber, ansteckend durch unmittelbare Berührung für diejenigen, welche vorher dazu geneigt wären. Nur 4 Personen waren damals an dieser Krankheit gestorben, und hatten wegen ihrer äußersten Dürftigkeit keine ärzt-liche Hilfe genossen, ausgenommen wenige Stunden vor ihrem Tod. Unter diesen 4 Personen war eine Frau mit einem Kind an der Brust gewesen, das seine gute Ge-sundheit behielt, obgleich es die Milch der Mutter bis an ihre letzten Augenblicke gesogen hatte. Noch vier andere Individuen waren bereits angesteckt.

Indes erregte die Erwähnung von einigen blauen und roten Flecken und von dem Anschwellen der Leisten-gegend, das man an den Leichnamen wahrgenommen, bei der Regierung von Neapel. Verdacht, und der Aufseher wurde beauftragt, alle Symptome des Übels zu beobach-ten. Auch erfuhr man schon am 1. Januar 1816 zu Neapel die wirkliche Erklärung des Charakters der Krankheit. Sie wurde mit mehr Bestimmtheit, als ein pestilenzialisches Miasma bezeichnet, das nach 3, 5 oder höchstens 7 Tagen des Lebens beraube. Es waren schon 10 andere Individuen daran gestorben, und 9 lagen krank darnieder.

Obgedachten Berichten war noch hinzugefügt, daß man vermute, das Übel habe bei einem Gärtner namens Liborio di Donne angefangen, der am 23. November gestorben war. Die Natur seiner Krankheit kannte man nicht eigentlich; seine Frau aber starb am 24. mit den Zeichen der grassierenden Krankheit, und von dieser Familie aus wurden andere Personen angesteckt.

Ehe ich in der Geschichte dieser Pest weiter fortfahre, halte ich es für zweckmäßig und nützlich, eine kurze Beschreibung der Stadt Noja zu geben, die ich der Güte des Herrn Professor Arcangelo d'Onofrio verdanke.

Beschreibung der Stadt Noja.

NOJA, in der Provinz von Bari, liegt in einer fast ganz flachen Ebene, und ist von Gärten umgeben. Sie ist ungefähr 4 Meilen vom Adriatischen Meer entfernt. Die alte Stadt ist von unregelmäßiger runder Form: gegen Osten befindet sich der Marktplatz, dem gegenüber das Tor des alten Städtchens steht. Hier fängt die Straße, genannt del Carmine an, die in der Richtung nach Morgen läuft, und auf beiden Seiten bequeme Wohnungen mit dem Karmeliten Kloster am Ende hat. Nördlich vom Kloster ist eine kleine Vorstadt mit ungefähr 60 Familien. Vom Marktplatz aus geht eine andere Straße in südöstlicher Richtung, genannt delle Fornaci, an beiden Seiten bewohnt; am Ende kommt ein Scheideweg, der nach Südosten gegen Rutigliano, und nach Süden gegen die Kapuziner führt. Westlich schließt sich eine Vorstadt S. Tommaso genannt an, die ungefähr 90 Familien enthält. Der Umfang des ganzen bewohnten Grundes, der ein unregelmäßiges Vieleck bildet, wird auf 800 Klafter geschätzt. Die Südost-, Südwest-, Nord-, und Nordwestwinde sind hier vorherrschend. Es gibt hier keine Quelle, und daher zum Trinken und Kochen kein anderes als Regenwasser, das in Behältern oder Zisternen gesammelt wird. Das Erdreich besteht im Grunde aus Kalk und tonartigen Schichten und rötlichem Sand. Das Land ist gut kultiviert; es bringt hauptsächlich Johannisbrot, Mandeln und Oliven hervor, und das Öl macht einen reichen Zweig des Handels der Gemeinde aus. Ein anderer Handelszweig ist die Baumwolle. Die Weingärten geben guten Wein. Wegen seiner vorteilhaften Lage, und der Nachbarschaft vieler ansehnlicher Städte, ist der Handel sehr lebhaft. Die Einwohner sind robust und gut gebaut. Man sieht eine verhältnismäßige Anzahl siebzig-, achtzig- und auch neunzigjähriger Greise. Unweit der Stadt liegt ein Kapuzinerhoster.

Das hohe Alter von Noja beweisen die häufig ausgegrabenen Grabmäler. Man hält sie für eine Kolonie des alten Cattaro, das eine berühmte Stadt an der Seelandschaft des Adriatischen Meeres war, von der man noch heutzutage die Rudera sieht.

Getroffene Maßregeln, um die Verbreitung der ansteckenden Krankheit zu verhindern, und um sie auszutilgen.

DIE Nojaner kannten ihren Zustand nicht, teils aus Ungläubigkeit vieler, teils weil man absichtliche versucht hatte, die Natur des Übels zu verhehlen, um keine Mutlosigkeit zu verbreiten.

Man unterließ jedoch keine Vorsicht. Es wurde sogleich eine Kommission niedergesetzt, bestehend, aus dem Aufseher, dem kommandierenden General der Provinz, und den General-Adjutanten Chef des Generalstaabs, mit Zuziehung der Ärzte.

Diese Kommission beschloß: man solle die berühmtesten Ärzte der Provinz berufen, und sie in ein Komitee mit denen von Bari vereinigen, um die nötigen Aufschlüsse über die Behandlung der Krankheit und über die Maßregeln zu geben, welche die Umstände erheischten. Man beschloß ferner, daß die Ärzte ein Tagebuch über den Fortgang oder die Abnahme der Krankheit halten sollten, um solches der Sanitäts-Oberaufsicht in Gemäßheit der allgemeinen Instruktionen zu übermachen; daß man um die Stadt Noja vorläufig eine Grenzbefestigung ziehen solle, bis die Verhaltungsbefehle der obersten Gesundheits-Komitees eingingen; daß man auf der Stelle die Vorkehrungen treffen solle, welche die Ärzte von Bari vorgeschlagen hatten, und die darin bestanden: die Gesunden von den Kranken zu trennen, temporäre Spitäler zu errichten, die Verdächtigen unter Aufsicht zu halten, die Toten zu begraben, deren Kleidungsstücke und Hausgeräte zu verbrennen, und ihre Häuser zu verschließen; desgleichen ein Komitee von Gemeinde-Ärzten unter dem Vorsitz des Friedensrichters zu organisieren, um eine Korrespondenz mit Bari zu unterhalten. Sie bestimmten ferner die Präservations- und Heilungsmittel, rieten an, die Art und Weise, wie der innere Verkehr der Provinz reguliert werden solle, festzusetzen, damit sich die Krankheit nicht verbreiten könne, und daß man den Postenlauf durch die Gemeinde von Noja nicht mehr zugeben solle; daß man sogleich 500 Dukaten zur Verfügung des Pfarrers von Noja bereithalten solle, um unter seiner Verantwortlichkeit, allen denjenigen Familienhäuptern zu Hilfe zu kommen, die wegen der Ziehung der Grenzbefestigungen nicht mehr auf dem Feld arbeiten könnten, um ihr tägliches Brot zu verdienen; daß ein Gendarmerie-Leutnant beauftragt werden solle, alle diejenigen Mittel herbei zu schaffen, welche die Ärzte in den gegenwärtigen Umständen für nötig erachten würden; daß der Friedensrichter von Rutigliano befehligt werden solle; einen genauen Bericht über die Ursachen zu verfertigen, die so traurige Wirkungen hervorgebracht hatten.

Nachdem man die Berichte in der Hauptstadt erhalten hatte, blieb kein Zweifel mehr übrig über die pestilenzialische Natur der fraglichen Krankheit. Es wurde demnach vorläufig verfügt, daß die Stadt Noja aufs Engste eingeschlossen werden sollte, und man schickte daher eine Anzahl Truppen dahin ab. Die Stadt war schon am 29. Dezember mit einer Grenzbefestigung umgezogen worden

Wie groß die Wichtigkeit des Augenblicks gewesen, und wie viele Schwierigkeiten die Regierung zu überwinden hatte, um den Übel abzuhelfen, wird man leicht begreifen, wenn man folgende Umstände in Erwägung zieht.

Nach zehnjährigem Krieg, und vielen politischen Unruhen genossen wir des Friedens seit kaum sechs Monaten und ungeachtet des versöhnenden Betragens der Regierung, konnte man das Königreich mit einem Menschen vergleichen, der nach hartnäckiger und heftiger Krankheit mittelst einer langwierigen und kränklichen Genesung sehr allmählich wieder zum gesunden Zustande gelangt war. Dabei bedenke man, daß, wenn jede politische Veränderung ihrer Natur nach das Gleichgewicht unter den Völkern, bei denen solche stattfindet, verrücken muß, dies dann um so fühlbarer wird, wenn zu den Beunruhigungen des Kriegs die der Meinungen sich gesellen. Daher geschah es, daß zur Zeit der Entwicklung der Seuche, während einerseits die Verwaltungsmaschine der Regierung ihre gehörige Vervollkommnung nicht erhalten haben konnte, die Nation andererseits, obschon äußerlich ruhig und zufrieden, sich sozusagen in einem Zustand von Verwirrung befand.

Man hätte deswegen fürchten sollen, daß die Hebel der Regierung in jener Periode nicht mit der Genauigkeit und Geschwindigkeit, welche die dringende Gefahr gebot, würden gehandhabt werden können; doch die Tat bewies das Gegenteil.

Mit diesem Verhältnis vereinigten sich noch besondere, und nicht günstigere Umstände. Die vorhergegangene Ernte war in allen Provinzen sehr karg ausgefallen gewesen: Einige waren sogar mit gänzlicher Hungersnot bedroht; und während der freie innere Umlauf und Vertrieb aller Lebensmittel gerade am unentbehrlichsten wurde, brach die Seuche aus, die alles Zutrauen und alle Freiheit des Handels abschnitt. Die Krankheit war über 57 Tage verborgen geblieben, oder vielmehr man hatte sie nicht recht erkannt, und die ihr Ausgesetzten waren indes mit dem ganzen Königreich in Berührung gekommen: und dies geschah zu Noja, einem Ort, der von vielen Kaufleuten bewohnt ist, die öfters in Baumwolle zu spekulieren pflegen, welche sie in der Provinz von Lecce einkaufen, und zuweilen bis nach der Hauptstadt versenden. Einige dieser Sendungen hatten wirklich gerade in jener verdächtigen Epoche stattgehabt, und jedermann weiß, wie empfänglich für Pestgift die Baumwolle ist, und wie sehr ihr das ansteckende Miasma anklebt. Überdies war dieses zur Zeit der Messe von Bari, nach der sich alle benachbarten Ortschaften begeben hatten, und unter andern auch die Nojaner. Hierzu kam noch, daß in jener Jahreszeit viele Fuhrwagen aus der Gegend der Hauptstadt nach jener Provinz fahren, um Öl zu laden; und man erhielt zugleich mit der Nachricht von der Entwicklung der Pest auch die von der Flucht vieler dieser Fuhrwagen aus Noja, die nur um wenige Stunden vorher entschlüpft waren, ehe die Grenzbefestigung um jene unglückliche Stadt gezogen ward. Man bedenke ferner, daß im Dezember die Weihnachtsfeste den inneren Verkehr des Königreichs mehr beleben, vorzüglich zwischen den Provinzen und der Hauptstadt. Auch muß man nicht die Flucht von mehr als 17 Nojaner Familien übergehen, die, weniger ungläubig als andere ihrer Mitbürger, sich in verschiedenen Ortschaften und Provinzen zerstreut hatten, wohin sie Schrecken und Gefahr brachten.

Beim Zusammenfluß so vieler und so unangenehmer Umstande, die öfters unter sich entgegengesetzte Mittel erfordert hätten, mußte es sich die Regierung angelegen sein lassen, die mannigfaltigen schwierigen Aufgaben schnell und bestimmt zu lösen. Nämlich:

1.) Die Krankheit in die bloßen Mauern von Noja einzuengen und da zu bekämpfen.

2.) Die nötigen Mittel zu veranstalten, um sie mit aller möglichen Schnelligkeit in jedem andern Winkel des Königreichs, wo sie ausgebrochen sein möchte, zu vertilgen.

3.) Zuwege zu bringen, daß unter genauer Wahrung der strengsten Sanitäts-Befehle der Umsatz der ersten Lebensbedürfnisse nicht gehindert würde.

Die Operation von Nr. 1. war allerdings die wichtigste, gleichwie sie auch die schwierigste war. Um diese zu bewerkstelligen, wurde beschlossen, nicht nur an das Oberkommando der Grenzbefestigung und des angesteckten Landes, sondern auch der ganzen Provinz von Bari, und der fünf angrenzenden von Otranto, Capitanata und Basilicata, wo wegen der Nähe die Gefahr größer zu sein schien, einen General mit den ausgedehntesten Vollmachten zu senden, begleitet von einem Abgeordneten des Gesundheits-Komitees, rücksichtlich der Sanitäts-Maßregeln. Das Komitee entwarf in der Eile zwei Gattungen von Instruktionen, die eine für den mit dem Oberbefehle beauftragten General, die andere für alle diejenigen, welchen man die Vertilgung der Seuche anvertraut hatte. In diesen Instruktionen war in aller Kürze vorgeschrieben:

1.) Die Formierung der ersten strengen Grenzbefestigung, 90 Klafter von der Stadt entfernt. Sodann sollten zwei Gräben gemacht werden, der eine 60, der andere 30 Klafter von der Stadt entfernt, jeder 6 Neapolitanische Palmi tief und eben so viele breit. Diese beiden Gräben sollten nur eine Passage in gleicher Linie und Richtung mit dem Stadttor haben. Dieser Durchgang sollte von Brettern nach Art der Zugbrücken gemacht werden, während der Nacht sollten die Balken liegen bleiben, und bloß die Bretter abgenommen werden. Am Brückenkopf sollte sich ein Anschlagzettel befinden, der mit der schnellsten Todesstrafe jeden bedrohe, welcher sich erkühnen würde, die Linie der Grenzbefestigungen zu durchbrechen.

Dieser Anschlagzettel sollte auf verschiedenen Punkten der Gräben von Distanz zu Distanz wiederholt werden. Am Brückenkopf sollte stets eine zahlreiche Wache gehalten werden, nebst einer Baracke für die Zivil- und Militärbehörden. Rund um den zweiten Graben sollten Schildwachen gestellt werden, die sich einander zurufen könnten. Die Wache am Brückenkopf, sowie die Schildwachen, hatte den Auftrag, auf alles Vieh, Geflügel oder vierfüßige Tiere, Feuer zu geben, welche die Gräben passieren wollten. Wenn irgendein Einwohner sich erdreisten sollte, den ersten Graben zu überschreiten, so sollte ihn die Schildwache warnen, einzuhalten, und wenn er, ungeachtet dieser Erinnerung, sich bis an den zweiten Grabenwagen sollte, so sollte man augenblicklich auf ihn feuern. In diesem Fall sollten zwei Personen der angesteckten Stadt, den verwundeten Schuldigen, oder seinen Leichnam holen, um denselben ins Innere zu transportieren. Zur Nachtzeit sollte nicht nur um die Gräben patrouilliert werden: sondern man sollte auch Feuer und Laternen von Distanz zu Distanz unterhalten, damit die Schildwachen wachsam bleiben und imstande sein mochten ihre Schuldigkeit zu tun.

Von dem Brückenkopf aus sollten, den Sanitäts-Reglement gemäß, die Lebensmittel und alle anderen Bedürfnisse nach dem Innern der Stadt (durch Einwohner) geschickt werden, und man sollte nichts anderes aus der Stadt in Empfang nehmen als Briefe, welche, ehe man sie nach ihrer Bestimmung sandte, erst in Essig getaucht werden sollten. Vorstehende Verfügungen sollten streng auf jede Gemeinde angewendet werden, wo sich die Seuche allenfalls offenbaren würde.

2.) Sollte sogleich eine zweite Grenzbefestigung gezogen werden, in einer Entfernung von ungefähr zehn Meilen im Umkreis um den ersten, dessen Lauf nach dem vom Königlichen General-Kommissar, und von einem Abgeordneten des Sanitätskomitees zu nehmenden Augenschein reguliert werden sollte.[9]

Rund um diese Demarkationslinie sollten Schildwachen postiert werden, und zwar so, daß eine der andern zurufen konnte, nebst Hauptwachen, in Distanz von ½ Meile eine von der andern. Auf diesen Vorposten sollte sich, außer dem Postenkommandanten, auch ein Sanitäts-Agent befinden. Niemanden war es erlaubt, sich besagter Demarkationslinie vom Innern der Grenzbefestigung aus zu nähern, ausgenommen gegen über von einem Vorposten. In diesem Fall sollte der Sanitäts-Agent den Reisenden in der gehörigen Entfernung um seinen Namen, Geburtsort und Gegenstand seiner Reise fragen, und sich unter Beobachtung des Sanitätsreglements, ein Zertifikat des Verwalters seiner Gemeinde vorzeigen lassen, worin all die vorgenannten Requisiten angegeben sein mußten. Man sollte einem Jeden freie Passage gestatten, der mit einem solchen Zertifikat versehen wäre, und keine äußeren Zeichen von Ungesundheit an sich trüge, auch keine anfälligen Sachen, die gewöhnlichen ausgenommen, mit sich führe, noch Pferde oder andere Tiere bei sich hätte.

Man sollte jedermann von außen nach dem Innern der Grenzbefestigung mit Lebensmitteln, und andern, wenn auch empfindlichen Bedürfnissen frei passieren lassen.

Der Sanitäts-Agent sollte ein Register über die Zertifikate führen, die er von den Leuten erhielte, die von dem Innern der Grenzbefestigung herkämen, und sollte ihnen dafür einen andern Zettel erlassen, vermöge welchem sie durchpassieren könnten.

---

[9] Man spricht hier von italienischen Meilen, wovon 4 ½ bis 5 auf eine deutsche Meile gehen.

Die Verwalter der Gemeinden, die zwischen der ersten und zweiten Grenzbefestigung gelegen waren, konnten keinem Menschen, der die Linie passieren wollte, ein Zertifikat verabfolgen, wenn nicht zuvor eine in jeder Gemeinde niedergesetzte Kommission den guten Gesundheitszustand derselben Gemeinde bezeugt hatte.

Das Einlaufen, und die Abfahrt irgendeines Fahrzeugs von dem Küstenlande, das im Bezirk der zweiten Grenzbefestigung begriffen war, sollte streng untersagt sein.

3.) Eine dritte Grenzbefestigung sollte um die ganze Provinz von Bari gezogen werden. In dieser Grenzbefestigung sollten gewisse Hauptstraßen bestimmt werden, außer welchen niemand der Ein- oder Austritt erlaubt sein sollte.

Auf einer jeden dieser Hauptstraßen sollte sich ein Sanitäts-Agent nebst einer Hauptwache befinden. Diejenigen, welche austreten wollten, mußten vor dem Sanitäts-Agenten erscheinen und ein Zertifikat vom Verwalter ihrer Gemeinde vorzeigen, das von den Verwaltern aller Gemeinden, durch die sie passiert waren, gegengezeichnet sein mußte. Dieses Zertifikat, welches nach den Sanitätsreglements genommen werden mußte, sollte gedachter Agent verwahren, einschreiben, und dagegen den Reisenden einen Passierzettel erlassen.

Allen denen, welche die dritten Grenzbefestigung übertraten, war es verboten, anfällige Sachen, oder Tiere mit sich zu führen: bloß die Kleidungsstücke und nicht anfällige Gegenstände waren von dieser Regel ausgenommen.

Die Staffetten und Postkuriere mußten auf der Grenzbefestigung ihre Bespannung und Wägen, die sie mit sich brachten, lassen, und den Sanitätsreglements gemäß ihre Felleisen abliefern. Hier sollten die Briefe gereinigt, (d. i.

teils geräuchert, teils in Essig getaucht) werden, und man verschaffte frische Bespannung und Wagen.

Es war jedermann erlaubt, sich innerhalb der dritten Grenzbefestigung mit allen Arten von Waren, Sachen und Fuhrwesen zu begeben. Alle mußten aber benachrichtigt werden, daß sie beim Austritt weder ihr Fuhrwesen noch Sachen zurückführen könnten.

Es wurde vorläufig das Anlanden und Absegeln jeder Gattung von Fahrzeugen auf dem ganzen Küstenland der Provinz untersagt, bloß die Fischerboote konnten des Tags über und im Angesicht der Grenzbefestigung auf den Fang ausgehen.

4) In Gemäßheit der Sanitätsinstruktionen und vorläufigen Anstalten für die Pestspitäler wurde vorgeschrieben, daß die Ärzte und andere Personen im Dienste des Spitals mit niemand Gemeinschaft haben könnten; daß alles, was ins Spital gebracht werde, mit der gehörigen Vorsicht empfangen, und nichts herausgelassen werden sollte, als Briefe und Geld, welche zuerst in Essig getaucht werden mußten; und daß der Eingang weder Menschen noch Vieh erlaubt sein sollte.

Es sollte eine Demarkationslinie mit einem Seil gezogen werden, die man nicht überschreiten durfte. Diese Linie sollte sich zwischen zwei Gräben befinden, die breit genug waren, daß weder Menschen noch Tiere darüber springen konnten. Die Wachen sollten zwischen dem äußeren Graben und dem Seil postiert werden; und längs dem inneren Graben sollte man Pfähle errichten, an deren Spitze das Verbot angeschlagen werden sollte, daß niemand unter Todesstrafe die Linie verletzen könne.

Die Angestellten und Gesundheitsoffiziere des Pestspitals, wenn sie die Kranken besuchten, sollten mit einem langen Überkleid von gewachsten Taft, Pantalons von gleichem Stoff, und einer Maske bedeckt sein. Das Überkleid sollte eine Kapuze und lange Ärmel haben, die nötigenfalls auch zu Handschuhen dienen könnten. Sie sollten überdies Holzschuhe tragen, und immer einen Stock in der Hand, 7 Neapolitanische Palmen lang, mit eiserner Spitze und Haken, um die Kranken oder Leichname damit aufzudecken.

Vor und nach den Besuchen sollten sich die Angestellten die Hände und das Gesicht mit antiseptischem Essig waschen, und die Krankenwärter, welche den Verpesteten zur täglichen Bedienung beigegeben sind, sollten diese Waschungen mehrere Male des Tags wiederholen.[10]

Die Krankenwärter sollten stets mit einer langen unten platten Zange versehen sein, um damit den Kranken das Nötige zu reichen, und Lappen, Fäden, Papierchen, und dergleichen vom Boden aufzuheben, welches alles augenblicklich verbrannt werden mußte.

Die schmutzige Wäsche der Betten sollte erst in einem Zuber voll Wasser mit Essig eingeweicht werden; hierauf in die Lauge getan, und dann nach der Regel gewaschen, und an der Sonne getrocknet werden.

Die Leichname sollte man in eine Bahre mit langen Tragstangen fallen lassen, und nach der Begräbnisstätte bringen, wo die Gräber 8 neapolitanische Palmen (etwas über eine Klafter) tief sein mußten. Auf die toten Körper sollte man eine gewisse Quantität Kalk werfen.

Die Kammern und das Umfeld der Kranken sollten jeden Morgen mit Salpetersauren-Dämpfen geräuchert werden. Des Nachmittags sollte man die Fußboden mit dem oben benannten Essig bespritzen.

---

[10] Dieser Essig bestand aus mehreren aromatischen Substanzen, als Campher, Myrrhe, Majoran, Rosmarin, Mentha, usw. in gutem Weinessig unter einem mäßigen Wärmegrad in vier Tagen digeriert.

Man prägte den Angestellten ein, sich die Extremitäten öfters mit frischem Baumöl, süßem Mandelöl, Fett oder Pomade einzuschmieren, oder aber sich beständig mit Wasser, Wein, Essig etc. angefeuchtet zu halten.

Die Berührung zwischen gesunden Personen, die im Spital angestellt waren, war ebenfalls untersagt.

Den Ärzten wurde eingeschärft, die kräftigste Kurmethode zu gebrauchen, um das Übel zu bekämpfen, und die größte Aufmerksamkeit im ersten Stadium des Fiebers anzuwenden, wo man sich wenig auf starke Abführungsmittel verlassen muß. Schweißtreibende Mittel, die Serpentaria virginiana, und China in konzentrierbaren Dekokten, Minderers Geist, oder ammoniakalisches Acetat, Schwefel- und Salpeter-Äther, spirituöse Tinkturen, und Opium im zweiten Stadium, oder aber im höchsten Grad der Entkräftung die Antimonialien und vorzüglich James' Pulver mit Bibergeil, Moschus, China, Campher, Ipecacuanha, und dergleichen vermischt; Eintauchen in ein sehr warmes Bad, Einreibungen mit lauem Baumöl, wurde durch obengenannte Instruktionen empfohlen. Oxyrat, vegetabilische und mineralische Limonaden, Weinwasser, karbonisiertes Wasser[II] wurden gleichfalls als Getränke angeraten. Die Anthraces sollten mit China, die mit Zitronensaft und Campher versetzt worden, zu heilen versucht werden; die harten Karbunkeln, sie mochten erst im Anfang oder schon angeschwollen sein, sollten mit erweichenden, oder zerteilenden Umschlägen bis zur Suppuration behandelt werden, in welchem Zustande sie von selbst aufzubrechen pflegen, wobei man die Anwendung des Feuers und der Epispasticorum verbot.

[II] Wasser mit gebrannten Brotstücken in Infusion.

5.) Endlich wurde eine Verordnung für das Observations-Spital, und für das Innere der Gemeinde von Noja erlassen.

In dieses Spital sollten alle Personen, von welchem Stande oder Geschlecht sie sein mochten, aufgenommen werden, die mit sporadischen oder gemeinen Krankheiten behaftet waren.

Wenn sich sodann bei irgendeiner dieser Personen die herrschende Krankheit entwickeln sollte, so mußte man solche unverzüglich nach dem Pestspital schicken.

Aus jedem Hause, wo ein angestecktes Individuum gewesen war, sollte man die Einwohner sogleich entfernen, ohne ihnen zu erlauben, irgend etwas mitzunehmen, ausgenommen nicht empfängliche Sachen; und alles Hausgeräte und Mobilien verbrennen, das Haus ausfegen, und überall sorgfältig waschen lassen, und drei Tage lang muriatische Fumigationen machen.

Es wurde vorgeschrieben, die Toten ohne religiöse Zeremonien zu begraben, die Prozessionen zu untersagen, sowie den Zusammenlauf und die Versammlungen vieler Leute.

Den Verwandten der Kranken war es erlaubt, in einer bestimmten Stunde des Tages ins Observations-Spital zu kommen, jedoch mußten sie stets mit Sanitätswache begleitet sein.

Man empfahl sehr die Reinlichkeit auf den Straßen, und in den Häusern, und das Bespritzen dieser letzteren mit oben benanntem Essig, so wie auch die Salpeter- und muriatischen Fumigationen.

Im Observations-Spital sollte ein Saal für die verdächtigen Kranken bestimmt werden, worin all diejenigen untergebracht werden sollten, die vom Fieber angefallen würden mit Symptomen von starken Kopfweh, Erbrechen, oder Übelkeit, und mit einem Anfang vom Durchfall. Der Eintritt in diesen Saal war jedermann untersagt, ausgenommen den Ärzten und ihren Gehilfen, welche alle die Behutsamkeit anwenden mußten, die man in den Pesthäusern haben muß.

Das Schlachten des Viehs war nicht erlaubt, indem man bloß reines in Stücke gehauenes Fleisch nach der Gemeinde bringen konnte.

Es wurde verordnet die Haustiere zu töten, und sie in den Stadtgärten zu begraben.

Sobald man ein verdächtiges Fieber in den benachbarten Gemeinden von Noja gewahr würde, sollten die Ortsärzte den Kranken nach den Observations-Spital bringen, und den Sanitätsreglements gemäß durch die Grenzbefestigungen passieren lassen.

Sollte irgendein Einwohner von Noja sich in einer benachbarten Gemeinde verborgen, oder geflüchtet haben, so sollte sein Aufenthaltsort sogleich erklärt werden.

***

Nachdem die Instruktionen auf diese Weise abgefaßt, und vom König genehmigt waren, wurde der Generalmajor Mirabelli erwählt, um das Oberkommando der obgenannten vier Provinzen von Bari, Otranto, Basilicata und Capitanata zu übernehmen. Die Art, wie sich dieser würdige Mann in so gefährlichen Umständen betragen, hat die Wahl des Monarchen gerechtfertigt, und er hat sich dadurch die Dankbarkeit der ganzen Nation erworben. Ihm wurde der Ritter Garofalo, Deputierter des Ober-Sanitätskomitees, zugegeben, um ihn in den Sanitätssachen zu unterrichten, die ein Militär allerdings nicht im Detail kennen kann. Auch dieser Letztere hat sich großes Verdienst und Lob erworben, und dem Komitee, von dem er Mitglied war, Ehre gemacht.

Man kam überein, daß sowohl der Generalmajor Mirabelli als der Ritter Garofalo in beständiger und direkter Korrespondenz mit dem General-Oberintendenten von Gennaro stehen sollten, welchem es oblag, die allgemeine Norm der großen Operationen vorzuschreiben, die nach und nach zu Folge der vom Ober-Sanitätskomitee angeratenen Methoden vorgenommen werden sollten.

Zugleich wurden Umlaufs-Schreiben an die Verwalter aller Provinzen des Königreichs erlassen, um ihnen die traurige Begebenheit anzuzeigen, und die strenge Beobachtung der Sanitätsgesetze einzuschärfen. Den Verwalter von Terra di Otranto, Capitanata, Basilicata und Principato Ultra wurden sogar die für die Provinz von Bari verfertigten Instruktionen ihrem ganzen Inhalt nach übermacht, damit sie sich in ihren Verrichtungen darnach benehmen könnten.

Nicht nur im Königreich allein ließ man die Nachricht von der Seuche zu Noja verbreiten, sondern man machte es sich zur heiligsten Pflicht, alle auswärtige Sanitätskommissionen, mit denen das Komitee zu Neapel in Verbindung stand, davon zu unterrichten, und dies wurde in möglichster Eile mittelst eines andern Circulars bewerkstelligt.

Es wurden die gemessensten Befehle gegen diejenigen Angestellten gegeben, die in diesem kritischen Zeitpunkt die Schwachheit hätten, ihren Posten zu verlassen.

Die nötige Vorsicht für die Passage der Kuriere, und anderer Wagen, die aus der Provinz von Bari kamen, wurde nicht aus der Acht gelassen. Ein Deputierter des Sanitätskomitees, und ein Mitglied von der medizinischen Fakultät desselben Komitees, nebst vier Sanitäts-Wachen, begaben sich nach Marigliano, um da die Briefe zu reinigen.

Die siebzehn Nojaner Familien, die von Noja entflohen waren, wurden alle in verschiedenen Orten angehalten, und mit allen ihren anfälligen Habseligkeiten unter strenge Quarantäne gesetzt. Es wurden überdies genaue Nachsuchungen angestellt, um die aus Noja weggeschafften Waren zu entdecken.

Sowie der Generalmajor Mirabelli in der Provinz angelangt war, unterließ er nichts, was

zum Wohl der Sache beitragen konnte. Er verfügte sich nach der Linie der ersten Grenzbefestigung, um die Arbeiten zu besichtigen, die schon ziemlich vorgerückt waren. In Betracht, daß die bereits angeordneten Vorsichtsmaßregeln, alle Gemeinschaft mit dem angesteckten Orte abzuschneiden, nicht zulänglich wären, um die andern Gemeinden der ihm anvertrauten vier Provinzen in Sicherheit zu stellen; indem sich die Seuche mittelst der aus Noja, zur Zeit, wo sich die Krankheit schon entwickelt hatte, bezogenen Waren mitteilen könnte, befahl er, daß man unter schwerer Strafe alle seit dem 15. November, auf was für eine Art es auch immer sein möchte, aus Noja erhaltenen Waren, als Baumwolle, Flachs, Hanf, Leinwand, und dergleichen anzeigen sollte. Die Verwalter der Gemeinden, so wie sie die Anzeige von dergleichen Waren erhalten, sollten sie den Sanitäts-Reglements gemäß in einem abgesonderten, und wohl verwahrten Orte niederlegen lassen, und die Aufseher sogleich davon unterrichten. Diese sollten erklären, was für einen Gebrauch man damit machen sollte, und, wenn sie es für ratsam hielten, solche den Flammen zu übergeben, so sollten sie zugleich den Eigentümer in barer Münze dafür entschädigen lassen. Er versprach eine Belohnung von tausend Dukaten einem jeden, der entweder unter seinem eigenen Namen oder anonym das Dasein anzeigbarer Waren, und die nicht von den Eigentümern angezeigt worden wären, denunzieren würde, und die nämliche Prämie versprach er denjenigen, welche Nachlässigkeit öffentlicher Beamten in Erfüllung ihrer diesfälligen Pflichten zu seiner Kenntnis bringen würden.

Nachdem nun die Stadt Noja solchergestalt eingeschlossen war, oblag es der Regierung, für den Unterhalt der Einwohner zu sorgen, und in der Tat wurde diesfalls nichts verabsäumt. Die Nojaner bekamen nicht nur alles Nötige, was zur Leibes Nahrung gehört, sondern auch Kleidung. Es wurde für diesen Gegenstand eine Hauptniederlage in Rutigliano errichtet. 4000 Rationen wurden täglich nach der Stadt gebracht. Die Subsistenz der weniger Vermögenden wurde gänzlich auf Kosten der Regierung bestritten.

Man hielt die Anzahl der Ortsärzte nicht für zulänglich für die Ausrottung des Übels; es wurden daher von Neapel aus ein Arzt, ein Wundarzt und vier Praktikanten dahin abgeschickt. Außer der Hilfe, die sie in Verbindung mit den in Noja ansässigen Ärzten leisten sollten, konnten sie auch von großem Nutzen zur Zeit der Ausreinigungen sein, welche sehr viel Aufmerksamkeit erfordern.

Mit diesen vereinigten sich zwei Regimentsfeldscherer, die sich freiwillig den Gefahren der Ansteckung aussetzten, und sich daher die öffentliche Achtung erwarben. Das Innere der Stadt wurde in 18 Sektionen geteilt, von welchen 6 die angesteckten und 12 die gesunden genannt wurden.

Jedoch gaben auch diese letzteren zuweilen einen Kranken. Einer jeden Sektion wurde eine kleine Sanitätskommission beigegeben, die unter den Einwohnern selbst erwählt, und der Zentral-Kommission untergeordnet war. Alle wohlhabenden Familien mußten sich in ihre Häuser einschließen, und es war ihnen ausdrücklich verboten, solche, aus was für einer Ursache es auch sein mochte, zu verlassen.

Sobald sich in einem Hause die Seuche geoffenbart hatte, wurden die Einwohner herausgeschafft und in die Lazarette eingesperrt, die Haustüre wurde zugemauert, und das Haus mit einem roten Kreuz bezeichnet. Die Habseligkeiten der Angesteckten wurden verbrannt.

Um mit Schnelligkeit von dem Gesundheitszustand der Stadt unterrichtet zu werden, wurde eine Stunde des Morgens bestimmt, in welcher unter dem Läuten der Glocken alle Familienhäupter wach sein mußten, um am Ausgang ihrer Häuser der Sanitätskommission Rechenschaft zugeben von dem Gesundheitszustand der Individuen ihrer Familien, und dies wurde jeden Abend wiederholt.

Eine Militärmacht wurde im Innern der Stadt zusammengezogen, um die öffentliche Ordnung und die Operationen des Komitees zu sichern.

Die Unerschrockenheit der Ärzte und Wundärzte, die nach Noja gekommen waren, war so groß, und sie fingen an, die Kranken und deren Schwären und Karbunkel mit einer so großen Dreistigkeit der Berührung zu behandeln, daß die medizinische Fakultät des Ober-Sanitätskomitees sich genötigt sah, solche zu mäßigen.

***

Nachdem man nun für die Hauptsache gesorgt hatte, nämlich für die Einschränkung und Kur des Übels, so blieb der Regierung ein anderer nicht weniger wichtiger Gegenstand übrig, der nämlich, jeden Funken von Ansteckung, welcher sich irgendwo zeigen könnte, zu vertilgen.

Auch war dies keine ungegründete Furcht. Die Flucht der Nojaner Familien, deren oben erwähnt worden, die plötzliche Rückkehr einer großen Anzahl Reisender aus der angesteckten Gegend, ehe noch die Grenzbefestigung gezogen war, von denen Einige bis nach der Hauptstadt gekommen waren, und daselbst durch ihre Übertreibungen Schrecken verbreitet hatten, eine beträchtliche Menge Baumwolle, die von Nojaner Kaufleuten verschickt, und sowohl nach Neapel, als nach der benachbarten Stadt Cava gebracht worden war, erheischten die weisesten Vorkehrungen. Es wurden daher überall Sanitätskomitees errichtet, und alle Aufmerksamkeit wurde angewandt, um jede verdächtige Ware zu entdecken, die nach irgend einem Winkel des Königreichs mochte gebracht worden sein.

Die Berichte, welche man über die Fortschritte der Pest außerhalb des Königreichs erhielt, machten es ratsam, noch außer der Grenzbefestigung an den Ionischen und Adriatischen Küsten, Kriegsfahrzeuge im Kanal von Messina kreuzen zu lassen, um die Durchfahrt all derjenigen Schiffe zu verhindern, welche aus den Ionischen Inseln, von der ganzen Küste von Dalmatien bis Triest exklusive, vom Littorale von Noja oder von irgend einem andern Ort, wo die Pest existierte, nach irgend einem Punkt der Küste des Königreichs am Tyrrhenischen Meer (die unreinen Lazarette ausgenommen) bestimmt sein möchten, so daß das Königreich von allen Seiten bewacht war.

Überdies wurde noch die größte Aufmerksamkeit im ganzen Königreich angewandt auf alle Zeichen von ansteckenden Krankheiten, die sich offenbarten. Es geschah leider! öfters, daß aus Mangel an Lebensmitteln auf verschiedenen Punkten des Reichs gefährliche Fieber ausbrachen.

Aber glücklicherweise hat man keine Zeichen der Pest außerhalb der Grenzbefestigung von Noja entdeckt.

In der Gemeinde von Carpinone, in der Provinz von Molisé, hatte sich eine Art von epidemischem Faulfieber geoffenbart, das ohne Unterschied die ärmere Klassen angriff, und wenn es einmal in einer Familie eingerissen war, so überfiel es alle Individuen derselben. Um dieser Epidemie einen Damm zu setzen, wurde die Gemeinde in Quartiere geteilt, Komitees errichtet und eine strenge Absonderung aller Kranken vorgenommen, denen man jedoch alle Hilfe, welche die Arzneikunst darbot, angedeihen ließ, und den Armen wurden Beisteuern gereicht.

Zu gleicher Zeit hatte sich ein endemisches Fieber in der Gemeinde von San Severino in Basilicata gezeigt. Auch hier ließ man nichts unversucht, um die Fortpflanzung des Fiebers zu hemmen, das binnen kurzer Zeit ungefähr 50 Personen ergriffen hatte. Die angewandte Vorsicht hatte einen glücklichen Erfolg, und die zu rechter Zeit geleistete Hilfe vernichtete die Krankheit, an der nur drei Individuen starben.

In der Gemeinde von S. Giorgio la Molara, in der Provinz von Avellino, hatte sich ein gastrisch nervöser Typhus gezeigt, der sich vorzüglich in den ärmeren Klassen einschlich. Es wurden auf gleiche Art, wie in den obgenannten Fällen, die kräftigsten Maßregeln getroffen, und man hatte bald das Vergnügen, die Krankheit gradweise abnehmen und ausgerottet zu sehen.

Nicht weniger Tätigkeit wurde angewandt, um sich einer Art epidemischer Fleckfieber zu widersetzen, das sich in der Stadt Saffano, in der Provinz von Salerno, entwickelt hatte, und das ohne Unterschied alle Klassen von Einwohnern ergriff. Die Hauptphänomene, die es begleiteten, waren: Schwere des Kopfs, Trägheit und

Müdigkeit der Glieder, Lenden und Rückenweh, und Schmerzen in den Schulterblättern. Der Puls war schwach, ungleich und langsam. Am dritten oder vierten Tag der Krankheit bekamen die Patienten Ohrenbrausen, rote Augen, und Gefühl von Hitze im Gaumen. Am 5. bis zum 7. fing der Fleckenausbruch vom Hals an, und dehnte sich nach und nach über die Brust und den ganzen Leib aus. In dieser Epoche bemerkte man auch subsultus tendinum, ein Zittern der Hände, eine Verwirrung der Geisteskräfte, einen glühenden Durst, und oft Abneigung vom Trinken, erschwertes Schlucken, Phantasieren, Konvulsionen, Entkräftung, verschieden gestaltetes Fieber usw.

Diese Krankheit, der sehr unangenehme Nachrichten vorangegangen waren, und die viele Furcht verursacht hatte, sah man dennoch in Kurzem bezwungen.

Man fand es gleichfalls für nötig, Maßregeln gegen ein dysenterisches Fieber oder eine übelartige Ruhr zu nehmen, das sich in der Gemeinde von Campagna, in der gleichen Provinz von Salerno, geäußert hatte, sowie gegen eine Krankheit ähnlicher Art, welche sich in der Gemeinde von Castiglione, am Pescara-Fluß, in der Provinz von Teramo, gezeigt hatte,

Die dritte Schwierigkeit, die sich der Regierung entgegensetze, war der große Mangel an den ersten Lebensbedürfnissen, weswegen man die Sanitäts-Reglements mit den Verproviantierungs-Anstalten zu vereinigen trachten mußte.

Die Lösung dieser Aufgabe war um so dringender, da gerade aus der Provinz von Bari und aus der von Foggia das Getreide und Korn in großer Menge nach dem übrigen Königreich ausgeführt wird. Zum Glück für die Menschheit sind beinahe alle Lebensmittel der Anstekkung nicht empfänglich; die Gefahr lag daher mehr in den

Fuhrleuten, als in den Eßwaren. Der Handel damit im Innern des Reichs wurde deswegen nach dem schon bekannten System der Sanitäts-Zeugnisse eingerichtet, nach den Umständen des Augenblicks modifiziert, und in den verschiedenen Arten seiner Anwendung gänzlich entwickelt.

Kurz es wurde festgesetzt, daß in den Provinzen von Bari, Otranto, Capitanata, Basilicata und Principato Ultra kein Mensch im Innern der Provinz, zu der er gehörte, reisen könne, ohne ein Zertifikat vom Verwalter seiner Gemeinde zu haben, welches den Gesundheitszustand derselben Gemeinde enthielt, und von der Sanitätskommission des Orts anerkannt worden. Im Fall aber jemand außerhalb seiner Provinz reisen wollte, so wurde festgesetzt, daß das Zertifikat vom Unteraufseher des Distrikts, oder vom Aufseher der Provinz selbst gesichtet sein mußte. Es wurden daher die Verwalter dafür verantwortlich gemacht, daß alle Kranken ihrer Gemeinden von Ärzten besucht würden, um das Erforderliche in Rücksicht ihres Übelbefindens zu vernehmen.

Da sich der Fall ergeben konnte, daß ein Einwohner oder Durchreisender in obbesagten 5 Provinzen aus Bosheit oder Nachlässigkeit es versuchen möchte, den Absichten des adoptierten Systems zu entgehen, und etwa nach einem andern Ort des Königreichs ohne ein in gehöriger Form ausgefertigtes Sanitätszeugnis kommen möchte, und um diejenigen sicher zu stellen, welche nicht verfehlten, sich mit einem solchen Zeugnis zu versehen, so wurden in der Folge nachstehende Beschlüsse genommen, die nicht nur für die Reisenden aus den Provinzen von Lecce, Bari, Basilicata, Capitanata und Avellino in den andern Provinzen des Reichs gültig waren, sondern auch für die aus den fünf genannten Provinzen unter sich:

1.) Jede aus der Provinz von Bari kommende Person, die mit einem Sanitäts-Zeugnis versehen wäre, und keine anfälligen Sachen mit sich führte, sollte freien Einlaß erhalten.

2.) Eine aus den Provinzen von Otranto, Capitanata, Basilicata und Prinzipato Ultra kommende Person, die mit einem Sanitäts-Zeugnis versehen wäre, sollte freien Einlaß erhalten, auch wenn solche anfällige Sachen bei sich führte.

3.) Eine Person, die von diesen vier letzten Provinzen herkäme, und kein Sanitäts-Zeugnis hatte, dagegen aber mit einem Paß, oder sonstigem glaubwürdigen Dokument versehen wäre, und keine anfälligen Waren bei sich führte, sollte einer 7tägigen Quarantäne unterworfen werden.

4.) Eine aus den obgenannten 4 Provinzen ohne irgendein Dokument kommende Person sollte in strenger Quarantäne verweilen, bis der Verwalter der Gemeinde, wo die Person angelangt, amtlich Nachricht über den guten Zustand der Gemeinde, von welcher solche hergekommen, eingeholt habe. Falls er keine gute Nachricht erhielte, sollte die Person in 21tägige Quarantäne gesetzt, und nicht freigelassen werden, als nachdem ein Arzt solche untersucht, und deren guten Gesundheitszustand zugesichert habe.

5.) Eine aus der Provinz Bari ohne Gesundheitszeugnis kommende Person sollte, wie oben, der 21tägigen Quarantäne unterworfen werden.

6.) Wenn eine aus der Provinz Bari mit Gesundheitszeugnis kommende Person, außer den gewöhnlichen Kleidungsstücken, anfällige Sachen mit sich gehabt hätte, sollten solche verbrannt und die Person einer Quarantäne von 28 Tagen unterworfen werden, welche von dem Tag anfangen sollte, wo sich solche von den Sachen getrennt hatte.

7.) Wenn eine aus der Provinz Bari kommende Person mit Gesundheitszeugnis versehen worden, aber anfällige Sachen mit sich führe, so sollten diese den Flammen übergeben, und die Person einer 40tägigen Quarantäne unterzogen werden.

8) Wenn jemand aus den 4 Provinzen von Lecce, Basilicata, Capitanata und Avellino mit anfälligen Waren und ohne irgend ein Dokument gekommen, sollte man die Person einer Quarantäne von 21 Tagen unterwerfen, und die Waren sollten mit der Person bis nach gemachten Experimenten darin verweilen.

Falls man keine Aufklärung darüber erhielte, sollte die in Quarantäne stehende Person in Berührung mit den Waren gesetzt werden, und noch 21 Tage verweilen, außer denen, die sie bereits in Quarantäne zugebracht, da diese 21 Tage bloß von dem Tag anfangen sollten, in welchem sie sich mit den Waren in Berührung gesetzt hatte.

9.) Wenn eine aus den gedachten 4 Provinzen kommende Person anfällige Waren und kein Sanitäts-Zeugnis, dagegen aber andere gültige Dokumente gehabt hätte, so sollte man diese Person dem im 4. Art. ausgedruckten Experiment unterwerfen, und die Güter sollten nebst derselben in Quarantäne bleiben, bis man die nötige Aufschlüsse über deren Ursprung erhalten haben würde. Falls man aber keinen Aufschluß darüber bekäme, so sollte die in Quarantäne sich befindende Person, mit den Gütern in Berührung gesetzt werden, und so 14 Tage zubringen.

Da nun hierbei die Kenntnis der für die Ansteckung empfänglichen Waren oder für anfällig zu haltenden Sachen in jedem Augenblick jedem Einwohner des Königreichs nötig wurde, so ließ man darüber folgende Liste in allen Provinzen öffentlich bekannt machen und austeilen, sowie auch, die Mittel anzeigen, durch welche man mehrere Effekten reinigen könnte.

Für infektionsfähig wurden erklärt:
Schafwolle aller Art, rohe und verarbeitete.
Baumwolle, rohe und verarbeitete.
Roßhaare.
Flachs, roher, gesponnener und verarbeiteter.
Desgleichen das Werg.
Hanf, roher und verarbeiteter, so auch das Werg.
Seide, rohe und verarbeitete.
Seidenabgang. Desgleichen
Felle und Häute aller Art.
Wollen, Leinen und Seidenwaren jeder Gattung.
Federn, Schwämme.
Papier, Pappendeckel, Bücher, Pergament.
Ungeteertes Tauwerk und Strickwerk.
Eingefädelte Korallen, Rosenkränze und Paternoster.
Kurze, d. i. Eisen- Stahl- und Messing-Waren, wenn solche schmutzig, rostig, oder in anfällige Sachen eingewickelt sind.
Lumpen.
Vergoldung oder Stickerei auf Wolle, Seide, Roßhaar, Baumwolle, Leinen.
Metalle und Geld, wenn solche schmutzig oder rostig sind.
Abgekochtes Fett, Talg- und Wachslichter.
Alle Sorten Wachsarbeiten.
Frische und getrocknete Blumen. -
Saflor und Safran.
Früchte, die Flaum oder trockenes Gestrippe haben.
Alle Arten getrockneter Früchte.
Ungeschälte Pistaziennüsse, Mandeln und Datteln.
Wollichte, haarige oder gefiederte Tiere.

Hüte, Kleie.

Alle Arten Getreide und Korn sind ihrer Natur nach nicht anfällig; es können sich aber Partikeln darunter vermischt befinden, die anfällig sind, als Fäden, Gestrippe, Lumpen, Papier und dergleichen, auf welches man sehr Acht haben muß,

Alle obgenannte Waren, wenn solche von einem angesteckten Ort herkommen, können nicht ohne Gefahr manipuliert werden, wenn sie nicht zuvor nach den Sanitätsregeln ausgereinigt worden sind.

Briefschaften und Papiere, um sie zu reinigen, müssen zuerst an zwei oder drei Stellen durchschnitten werden, sodann werden sie zwei oder drei Minuten lang in Essig getaucht und am Feuer getrocknet und geräuchert.

Das Geld wird gereinigt, indem man es durch Essig ziehen läßt.

Getreide und Korn werden vermittelst eines Siebes, das ganz von Eisen oder sonst einem Metall sein muß, gereinigt.

Wenn die Ölsäcke oder Schläuche auch von Außen mit Öl getränkt sind, so hören sie auf, anfällig zu sein. Im entgegengesetzten Fall muß das Öl in Fässer gefüllt werden, ohne daß jemand in Berührung mit den Säcken oder Schläuchen komme.

Da die Ausreinigung aller andern obenbeschriebenen Waren nirgends als in den Lokalen der Lazarette vorzunehmen erlaubt ist, und durch in diesem Fach bewanderte Leute geschehen muß, so wurde die Verfahrungsart in der angeführten Liste bekannt gemacht.

Durch ein Königliches Dekret wurde das Getreide, welches man vom Ausland nach der Hauptstadt bringen würde, von allen Zöllen befreit, und überdies noch eine

Prämie von 5 Carlini per Tomolo, denjenigen Kaufleuten zugesetzt, welche solches einführen würden.

Angestellte Untersuchungen, um die Urquelle des Übels zu erforschen.

DER Friedensrichter von Rutigliano wurde beauftragt, den Hergang der Tatsachen zusammenzustellen, um dem Anfang der Menschenseuche zu Noja auf den Grund zu kommen. Man hatte das Gerücht verbreitet, daß ein Korfiotter Schiff, das aus Smyrna gekommen, einige angesteckte Häute an dem zwischen Bari und Mola gelegenen öden Stände gelandet habe, daß Luzio Mastrogiacomo von Noja solche in sein Magazin gebracht, und daß die Familie Serino, welche in einem an das Magazin stoßenden, und damit kommunizierenden Hause wohnte, die erste gewesen sei, die angesteckt wurde. Liborio di Donne und dessen Frau, von denen weiter oben geredet worden, waren mit Serino verwandt und hatten von denselben ein Bett entlehnt. Pasqua Capelli, Frau des Liborio, war das erste bekannte Schlachtopfer dieser Landplage. Ein dichter Schleier wird vielleicht auf immer den wahren Ursprung der Ansteckung verbergen. Luzio Mastrogiacomo, der in Bari arretiert worden, starb dort im Gefängnis, ehe er noch etwas eingestanden hatte. Er wurde von der Krankheit nicht ergriffen, vielleicht weil er, nachdem er die Kontrabande gemacht hatte, sich nach der Provinz Lecce begab, woselbst er verblieb, bis sein Arrest anbefohlen wurde.

Tatsachen, die während dem Fortgang der Seuche vorgefallen sind, und Geschichte ihrer Ausrottung.

IN Betracht der von der Regierung erteilten weisen Befehle, und der Pünktlichkeit, mit welcher dieselben ausgeführt wurden, hatte man Ursache zu hoffen, daß das Übel abnehmen, und bald gänzlich ausgerottet werden würde,

Man übte die größte Strenge gegen die Übertreter der Sanitätsbefehle aus, und dies war sehr heilsam. Ein Einwohner von Noja hatte einem Feldwebel vom Regiment Principe ein Kartenspiel zugeworfen. Ein Soldat nahm sie auf. Sogleich wurden nicht nur der Soldat und Feldwaibel, sondern auch das ganze Piket von 11 Mann in das Beobachtungs-Spital geschickt. Dies gab Anlaß zu einem ungegründeten Gerüchte, als wäre die Grenzbefestigung durchbrochen worden. Der Nojaner und der Soldat wurden von einem Kriegsgericht zum Tode verurteilt und erschossen.

In der Nacht vom 26. Februar war ein Kranker, namens Michel Sacco, in einem Anfall von Wahnsinn aus dem Pestspital zu Noja entwichen, und hatte versucht, über die verschanzte Linie zu passieren. Zwei Flintenschüsse streckten ihn zu Boden.

Oranzo Valenzano gelang es, schlauerweise in die angesteckte Stadt zu dringen. Während die Grenzbefestigungs-Wache nur darauf bedacht war, zu sehen, daß niemand aus dem Innern von Noja entkäme, konnten sie sich nicht vorstellen, daß jemand hineindringen wollte. Auf angestellte Nachfrage über einen so sonderbaren Entschluß, erfuhr man, daß Valenzano, der wegen einem begangenen Diebstahl vom Gericht verfolgt war, versucht hatte, sich zu Noja in Sicherheit zu setzen, als einem Zufluchtsort, aus dem ihn niemand wegzuholen wagen würde. Insofern täuschte er sich nicht; jedoch half es ihm nichts, in Noja eingeschlossen zu bleiben, denn er wurde auch da arretiert.

Man hatte verschiedene Berichte über eine zu Cagliari in Sardinien ausgebrochene epidemische Krankheit erhalten. Bald nachher hörte man, daß, ungeachtet man kein Symptom von Pest oder Gelbfieber in dieser Krankheit entdeckt habe, und vielmehr glaube, sie sei durch die außerordentliche Kälte des Winters verursacht worden, sie dennoch alle Aufmerksamkeit erfordere, weil sie einen großen Teil der dortigen Einwohner ergriffen, und bis Anfangs April 20 bis 25 Menschen des Tags weggerafft hatte. Während man Vorkehrungen traf, um die festgesetzten Verwahrungsregeln gegen die aus Sardinien kommende Schiffe zu vermehren, lief die Nachricht ein, daß einige Kriegsfahrzeuge im Begriff wären, sich auf der Rhede von Neapel vor Anker zu legen, an deren Bord Ihro Königliche Hoheiten der Herzog und die Herzoginn del Genewese, Tochter des Königs von Neapel, aus Sardinien kommend, sich befänden.

Auf die ihm von Seiten des Ober-Sanitätskomitees gemachten Vorstellungen, setzte sich der König selbst in eine Schaluppe, und ging den Schiffen entgegen, die bereits gegen den Hafen angefahren kamen, und eröffnete seiner Tochter, daß die Sanitätsgesetze, die unter seiner Gewährleistung ständen, sie einer Quarantäne unterwürfen.

Diese brachten Ihro Königliche Hoheiten in einem Lusthaus an dem herrlichen Meeresstrand von Portici gelegen zu, welches in Eile nach Art eines Lazaretts zugerichtet worden war.

Am 15. März wurde das Übel zu Noja, das bereits angefangen hatte, abzunehmen, von Neuem viel hartnäckiger. Jedoch schon am 30. März kehrte es wieder zur Abnahme zurück. Man war daher darauf bedacht, die Materialien zu einer allgemeinen Ausreinigung vorzubereiten, welche vorgenommen werden sollte, sobald man die Seuche ihrem ganzen Umfange nach würde ausgerottet gesehen haben. Die Operationen, die der Ausreinigung vorangehen, und solches vorbereiten sollten, sind die, welche man unter dem Namen *disinfettamento*, Entpestung, begriff.

Die Stadt war, wie schon bemerkt worden, in 18 Quartiere eingeteilt, wovon 6 die sogenannten barrikadierten, und 12 die unbarrikadierten Sektionen genannt wurden.

Das Ober-Sanitätskomitee beschloß, daß die Entpestung mittelst allgemeiner Reinigung sektionenweise auf die in folgenden Artikeln beschriebene Art geschehen sollte.

1.) Erst sollte man eine Sektion wählen, und nach der Regel ausreinigen, und alle verdächtigen Sachen daraus fortschaffen. In diese Sektion sollten sodann alle Konvaleszenten gebracht werden, nachdem sie vorher im Konvaleszenten-Spital ihre Quarantäne beendet, sowie auch alle und jede andere Vorsicht genau beobachtet hatten, welche durch die früheren Instruktionen über diesen Gegenstand bereits vorgeschrieben worden.

Wenn die Konvaleszenten einmal nach dieser ersten Sektion versetzt waren, so war es ihnen streng untersagt, mit dem Rest der Stadt zu kommunizieren.

2.) Sollte man eine zweite Sektion wählen, und nachdem solche, gleich der ersten, ausgereinigt werden, sollte man alle diejenigen Individuen dahin bringen, welche die 40 Tage der Observation passiert und sich immer wohl befunden hatten. Erst sollten sie aber von den Ärzten visitiert werden, die mineralsauren Räucherungen und Abwaschungen den Instruktionen gemäß gebrauchen, und von Kopf zu Fuß neu gekleidet werden. Es war ihnen verboten, mit der Sektion der Konvaleszenten zu kommunizieren, bevor diese nicht 40 Tage Quarantäne in ihrer ersten Sektion vollendet hatten. Auf jeden Fall aber war es ihnen untersagt, mit dem Rest der Stadt zu kommunizieren.

3.) Sollte eine dritte Sektion gewählt, und wie die beiden ersten ausgereinigt werden. In diese sollte man die verdächtigsten Personen bringen, nachdem sie vorher ihre alten gegen neue Kleider vertauscht, und die gewöhnlichen Abwaschungen und Präkautionen vollzogen haben würden.

Es war ihnen untersagt, mit dem Rest der Stadt zu kommunizieren; sie konnten jedoch, wenn sie die 60-tägige Quarantäne ohne Zufall beendigt hatten, mit der ersten Sektion der Konvaleszenten kommunizieren, so wie auch mit der zweiten, in sofern sich diese mit der ersten in Berührung gesetzt hatte.

4.) Die übrigen Sektionen sollten stufenweise für die Gesunden zubereitet, und diese dahin gebracht werden, nachdem erst ihre Betten und Kleider gewechselt sein würden, und sie die gewöhnliche Abwaschungen gemacht haben.

5.) Alle Sektionen sollten gegenseitig mit einem oder mehreren Gittern geschlossen, mit Wachen versehen, und von einem partiellen Gesundheits-Komitee beobachtet und unterstützt werden.

6) Alle diejenigen, die sich vom Anfang an in ihre Häuser eingeschlossen und unbefleckt erhalten hatten, sollten fortfahren, darin zu bleiben, und sich den früheren

Regeln gemäß präservieren; es war und blieb ihnen verboten, um irgend einer Ursache willen auszugehen.

***

Der letzte Pestfall fand am 7. Juni 1816 statt.

Am 12. Juni war das Pestspital bis auf 6 Kranke reduziert, wovon die meisten außer Gefahr waren.

Den 15. Juni war der erste Tag, an dem die Pest gänzlich aufhörte. Am 17. Juli war die Stadt in vollständiger Gesundheit.

Die Bevölkerung von Noja war zu Anfang der Pest 5413 Seelen stark gewesen. Davon wurden 921 Personen von der Pest ergriffen, von denen 728 daran starben, und 193 genasen. Diese Zählung ist mit dem Verzeichnis gleichlautend, welches von der Sanitäts-Oberintendenz ausgefertigt worden ist.

Als man die Gewißheit erlangt hatte, daß die Seuche unter den Einwohnern von Noja vertilgt war, so wurde festgesetzt, eine allgemeine Ausreinigung vorzunehmen, um jeden Keim von Ansteckung zu unterdrücken. Die Stadt wurde daher drei Quarantäne-Perioden unterworfen. Die erste von 40 Tagen hatte zum Gegenstand, sich ganz zu vergewissern, daß kein Angesteckter mehr vorhanden sei, damit man die nachherigen Operationen der Ausreinigung nicht umsonst machte.

Diese Quarantäne fing an, nachdem die Beulen der letzten Kranken gut zugeheilt, und alle Einwohner visitiert worden waren. Diese Visitation mußte mehrere Male während der besagten ersten Quarantäne wiederholt werden.

Für die zweite Quarantäne, während welcher die Operationen der eigentlichen Ausreinigung Statt haben sollten, wurde ein dem Erfordernis verhältnismäßiger

Zeitraum vorgeschrieben, welcher jedoch nicht weniger als 40 Tage dauern durfte.

Die verschiedenen Stadtgegenden wurden in angesteckt und nicht angesteckt Gewesene eingeteilt.

In den angesteckten Teilen, unter denen man die Kirchen begriff, wurde alles Hausgerät, und alles was anfällig war, den Flammen übergeben, und das Unempfindliche ließ man mehrere Male mit warmem Seifenwasser abwaschen. Die Wände und Fußböden wurden sorgfältig gesäubert, und der gesamte Unrat verbrannt. Die Wände und Stubendecken wurden mit warmem Wasser und Essig besprengt; die Fussböden abgekratzt, und mit Sand und Sägespänen, die mit warmem Wasser und Essig angefeuchtet waren, ausgeschmiert. Die Überbleibsel dieser Ausscheuerungen wurden vergraben. Sodann wurden Fumigationen mit muriatischsaurem oxigenierten Gas angestellt, und alle Türen und Fenster 14 Tage lang offen gehalten, nach deren Verfluß die Wände mit Kalkwasser geweißt, die Löcher verstopft, und die Ungleichheiten der Fußböden eben gemacht wurden. Nach all diesen Operationen sollten diejenigen, welche ihre Häuser wieder bewohnen durften, die Kleider, die sie anhatten, oder mit sich brachten, zwei Stunden lang im Schwefeldunst lassen. Alle Effekten, welche man als Ersatz für diejenigen geben mußte, die gemäß dem Regierungs-Befehl den Flammen übergeben worden, sowie die nötige Quantität mineralischer Säuren, Erdpech und neutraler Salze zum Gebrauch der Fumigationen, hatte man vorläufig in der Provinz zubereiten, und nach den Sanitätsregeln ins Innere von Noja bringen lassen.

Diejenigen Gräber, in welchen man angesteckte oder verdächtige Leichname begraben hatte, wurden auf immer geschlossen, und ein viereckiges 4 Neapolitanische Palmen hohes, und 2 Palmen über der Öffnung hervorragendes Mauerwerk wurde über sie errichtet. Ein Gedenkstein zeigte die Veranlassung an. Der Kirchhof der Verpesteten wurde mit einer 15 Neapolitanische Palmen hohen, und verhältnismäßig dicken Mauer umgeben, auf der hin und wieder ähnliche Inschriften, wie auf den Grabsteinen, angebracht wurden.

In denjenigen Teilen, wohin die Seuche nicht gedrungen war, ließ man alles Weiß- und Leinenzeug in Lauge waschen, alle Häuser und Straßen sorgfältig kehren und säubern, die Fußböden der Häuser mit antiseptischem Essig bespritzen, und alle unter dem Gerät sich befindenden anfälligen Sachen verbrennen. Matratzen, Sessel, und dergleichen wurden drei Tage lang der Sonne ausgesetzt, und ebenso lange die Salpeterräucherungen in den Wohnstuben gemacht. Anfällige Sachen, die man in Winkeln, oder an wenig besuchten Orten fand, wurden ohne weiteres den Flammen übergeben.

Nachdem die Autoritäten von Noja versicherten, und feierlich beschworen, daß alles vollzogen sei, mußte sich das ganze Volk in Wasser baden, das die Temperatur der Luft hatte. Hierauf mußte sich jedermann die behaarten Teile des Körpers mit reinem Baumöl bestreichen. Es wurden 150 Kanonenschüsse in und um die Stadt abgefeuert, damit die Luft erschüttert werde. Zuletzt wurden die Vergatterungen abgenommen, und alle inneren Einschränkungen aufgehoben, so daß alle Leute unter sich zusammenkommen, gesellig miteinander verkehren, und zusammenleben konnten, wie vor der Seuche. Den ersten Gebrauch, den sie davon machten, war der, dem Allmächtigen zu danken, daß er sie von dieser schrecklichen Landplage befreit hatte.

Von der Herstellung des Verkehrs der Einwohner im Innern von Noja bis zu der ihrer Gemeinschaft mit Außen, ließ man einen dritten Zeitraum verstreichen, den man *dicontatto* nannte. Dieser endigte sich den 1. November 1816, an welchem Tag die Barrieren niedergerissen, die Gräben eben gemacht, und die Linien der Grenzbefestigung aufgelöst wurden, so daß die Stadt Noja mit dem ganzen Königreich wieder in freie Kommunikation gesetzt wurde. Ein in der Hauptkirche gefeiertes religiöses Fest drückte der Weihe dieses merkwürdigen Tages das Siegel auf.

Erscheinungen, welche man an den Pestkranken zu Noja bemerkt hat.

KURARTEN und Heilmittel, welche von verschiedenen Ärzten angewendet oder vorgeschlagen worden sind.

Die Phänomene, welche zwei Ärzte von Bari berichteten bemerkt zu haben, als man zum ersten Mal den Charakter der in Noja ausgebrochenen Krankheit erkannte, waren:

„Fieber mit Phantasieren; Durchfall; Entkräftung; Anfang von gefühllosem Anschwellen der Leisten- und Achseldrüsen Ausbruch von Boulen, oder Blutschwären, seltener von Hautflecken öder Petechien, die Krankheit selbst hauptsächlich ansteckend für Weibspersonen und Kinder,[12] da solche sich mehr dem Dienst der Kranken widmen, und beständig zu Hause in Berührung mit denselben sind."

---

[12] Es ist diese größere Ansteckungskraft für Kinder in der Tat eine besondere und seltene Eigenheit der Nojaner Pest, da sonst in den meisten Pestseuchen gerade die Kinder am meisten verschont bleiben.

Infolge dieser Berichte hatte man gegründete Ursache zu fürchten, daß die Krankheit die wahre Ägyptische Pest sei, die durch fremde Ansteckung nach jener unglücklichen Gemeinde gebracht worden. Gegen die Mitte des Jänners 1816 erhielt die medizinische Fakultät des Sanitätskomitees von Neapel hinreichende Materialien, um einen Bericht zu verfertigen, in welchem angeführt wurde, daß das Anschwellen der Drüsen am zweiten und dritten Tag, nicht der Charakter der endemischen und sporadischen Fieber Italiens sei; daß, wenn auch zuweilen in einigen Fiebern die Drüsen anschwellen, dieses gewöhnlich nach dem fünften Tag geschehe, es wäre dann der Fall bloß mit den Parotiden, aber dann unter ganz andern und minder bösen Erscheinungen: daß das Hinsterben der Kranken vor dem siebenten Tag mit Ohnmachten, Flecken, Beulen, und mit bläulich violettem Unterlauf an verschiedenen Teilen des Körpers nicht weniger eine Reihe von Erscheinungen sei, welche den gewöhnlichen im Lande herrschenden Fiebern nicht angehören,

Unter diesen gibt es Sonnenstich-Fieber, Fleckfieber, Masern, und Typhi, welche zuweilen den Tod vor dem siebenten Tag nach sich ziehen; allein das Komitee bemerkte, daß es für einige derselben nicht die Jahreszeit sei, und daß die Symptome anderer sehr verschieden wären. Es fügte hinzu, daß unzweideutige und andere Krankheiten nicht gemeinschaftliche Erscheinungen die jetzige Krankheit als die wahre Pest darstelle.

Die Symptome, welche man dem Bericht des Komitees zu Folge, bis dahin bemerkt hatte, waren folgende:

Die Krankheit tötete am dritten, fünften, oder höchstens siebenten Tag. Entkräftung, Durchfall, Erbrechen, Wahnsinn, Raserei, Niedergeschlagenheit des Geistes waren die Zeichen des ersten Tags. Am zweiten oder höchstens dritten und vierten schwollen die Drüsen der Leistengegend, der Achselgruben oder der Brust an; und wenn diese sich nicht sehr erhoben, so endigte sich die Krankheit nach einigen Ohnmachten mit dem Tode.

Bis zum Augenblick, wo das Komitee diesen Bericht erstattete, waren 134 Personen gestorben: bis dahin war keiner der Angesteckten gerettet worden, jedoch fing man an, bei einigen Kranken Zeichen von Eiterung in den Karbunkeln wahrzunehmen, und folglich Lebenshoffnung zu schöpfen.

Einige waren am zweiten, andere am dritten oder fünften, und noch andere am ersten Tag der Krankheit gestorben. Auch hatte es einige plötzliche Todesfälle, und wieder einige 10 Stunden nach dem ersten Anfall gegeben.

Das Übel war damals in der Zunahme, und das Komitee sah voraus, daß es sich noch mehr verschlimmern müsse, sowohl wegen seiner Bösartigkeit, als wegen der Menge der Kranken.

Das einzige Mittel, welches die Fakultät vor sich sah, war, das Gift gegen die äußeren Drüsen zu treiben, und seine Tötung in Individuen auf dem einzigen Weg der Eiterung zu befördern.

Daher hatte auch die Fakultät schon vorher die schweißtreibenden, und die Nerven-Reiz-Mittel, die zu allen Zeiten anempfohlen worden, vorgeschlagen, und die Ärzte der Stadt hatten solche mit einigem Erfolg gebraucht: zu stärken, die schrecklichen und tobsüchtigen Zufälle, Delirien etc. mittelst leichter Speisen, erfrischender und beruhigender Getränke zu lindern, war ein andrer in Betracht zu ziehender Gegenstand, und die Fakultät hatte auch bereits den Vorschlag dazu gemacht.

Da es jedoch bekannt ist, daß verschiedener schwer im Einzelnen zu ergründender Umstände halber, jede Epidemie, obgleich einer andern ihrer Natur und den Ursachen der Krankheit nach ähnlich, besondere Eigenheiten und Charaktere darbiete, woher es dann kommt, daß einige Mittel, nützlich für die eine Seuche derselben Gattung, es nicht für eine andere sind; so riet man den Ärzten von Noja an, verschiedene Kurarten und Mittel und in verschiedenen Perioden der Krankheit, anzuwenden, und das Resultat pünktlich zu bemerken, um als Leitfaden für die fernere Behandlung der Krankheit zu dienen.

Am 18. Februar bekam die medizinische Fakultät des Sanitätskomitees von Neapel solche Tatsachen, daß sie den Schluß daraus zog, die pestilenzialische Krankheit von Noja habe nun ihre Höhe erreicht, und steige nicht weiter; ja fange schon selbst an, etwas abzunehmen. Die gebrauchten Arzneimittel, der tätigere Sanitätsdienst und noch dazu die Nordwinde hatten dem Fortschreiten des Übels Einhalt getan. Damals befänden sich 80 Personen krank, 115 waren im Laufe von 22 Tagen gestorben, 42 waren Konvaleszenten, und 342 in Observation.

Die Fakultät bemerkte bei dieser Gelegenheit, daß sich die Krankheit unter vier Formen zeige:

1.) Als hitzigstes Nervenfieber.

2.) Schnell tödlicher Symochus.

3.) Fieber mit gangränösen und bösartigen Beulen; und

4.) Als Fieber mit Karbunkeln.

Man konnte darnach die Kranken in 4 Klassen unterscheiden. Die der ersten Klasse wurden mit plötzlicher und gänzlicher Entkräftung, Wahnsinn, Schwindel, Erbrechen, Konvulsionen und heftiger Diarrhoe überfallen. Diese Unglücklichen starben nach wenigen Stunden, oder höchstens nach einem Tag, und waren keiner Hilfe fähig.

Die der zweiten Klasse wurden ergriffen mit Fieber, Entkräftung, Erbrechen, Wahnsinn, Unruhe und Unbehagen, roter und trockener Zunge, mit einem schwarzen

Strich in der Mitte, und nach einem oder zwei Tagen höchstens offenbarten sich an ihnen dunkle ans Schwarze grenzende Flecken,[13] die dem Tod ein oder zwei Tage vorangingen.

Für diese Unglücklichen waren bis dahin alle Kurarten vergebens gewesen, und alle Arzneimittel halfen nichts. Zur dritten Klasse gehörten diejenigen, welche vom Fieber ergriffen, mit allen soeben angezeigten Zufällen, Beulen oder Flecken, nach dem dritten oder vierten Tag an verschiedenen Teilen des Körpers bekamen, die sogleich gangränös wurden, und mit denen sie dem Tod unwiderruflich nach dem fünften oder sechsten Tag entgegengingen. Weder Feuer, noch das Messer, noch antiseptische und erweichende Mittel hatten den geringsten wohltätigen Einfluß auf sie bewiesen. Bei einer einzigen Person hatte das Begießen der Beulen mit Wasser und Essig und starke China-Dekokte, innerlich gebraucht, solchen Nutzen gebracht, daß man Hoffnung zur Genesung schöpfen, und zum Verfolgen dieser Kur in ähnlichen Fällen für die Zukunft ermuntert werden konnte. Endlich gehörten zur vierten Klasse diejenigen minder Unglücklichen, welche von der Krankheit zwar mit denselben fieberhaften Symptomen, die sie mit den andern Klassen gemein hatten, befallen wurden, bei denen man aber am dritten oder vierten Tag die Leisten-, Achsel- und Schenkeldrüsen angeschwollen sah, die sich alsbald in ebenso viele Karbunkel erhoben. Sowie sich diese vermehrten, ließ die Entkräftung nach, und die Kranken fuhren fort, bis zum siebenten Tag zu leben. Gab das Anschwellen Zeichen von Eiterung, so wuchs die

---

[13] Dergleichen Flecken sollen aber nach den vorigen Berichten der Ärzte von Bari, so wie nach den folgendeu der Neapler Ärzte, sehr selten vorgekommen sein.

Besserung, und man konnte Genesung hoffen. Vervollkommnete sich die Suppuration, so minderten sich die Anfälle stufenweise, und der Zeitpunkt einer mühsamen Genesung näherte sich. Wenn hingegen nach dem siebenten Tag die Karbunkel nicht zur Eiterung übergingen, so wurden die Kräfte aufs neue gelähmt, und die Kranken endigten ihr Leben zwischen dem neunten und zehnten Tag. Ölaufschläge auf die Anschwellungen beförderten diese, und erweichende Aufschläge das Eitern. Die flüchtigen und spirituösen Arzneien, und vorzüglich der Bisam, die Opiumtinktur und der Campher waren in diesen Fällen von einigem Nutzen. Im ersten Stadium waren auch die lindernden Mittel nützlich gewesen, aber das Spießglas, so wie jede andere schweißtreibende Arznei, war ohne Erfolg geblieben. Man hatte bemerkt, daß nie bei irgend einem Kranken weder kritischer noch symptomatischer Schweiß sich gezeigt hatte. Abführende Mittel waren stets schädlich befunden worden: China in starken Dekokten in den ersten und in Pulver in den späteren Zeiträumen war stets ersprießlich gewesen.

Daher erklärte die Fakultät, man könne immer annehmen, daß die pestilenzialische Krankheit von Noja von einem Gift erzeugt worden sei, das auf die Nerven wirkte, und das deren Lebensprinzip zu zerstören vermöge, es sei denn, daß es die äußeren Drüsen ergriffen habe. Wenn diese nicht zur Eiterung übergingen; wenn das Pestgift sich nicht in denselben verweilte, sich nicht umänderte, sondern wieder absorbiert wurde, so hatte dieses viel schlimmere Folgen als im vorhergehen den Fall, ja es führte sogar zum Tode.

Wirft man einen schnellen Blick auf das, was sich in den pestilenzialischen Krankheiten anderer Zeiten zugetragen, so muß man immer zu dem Schluß kommen, daß diese Krankheit seit ihrem Ursprung bis auf den heutigen

Tag dieselbe gewesen, und daß sie weder durch das Ablaufen von Jahren, noch von Jahrhunderten ihren Gang oder ihre Natur geändert hat. Vielartig, dem Anschein nach wegen der verschiedenen Anlagen und körperlichen Stimmungen derjenigen, die davon ergriffen werden, ist sie beständig in der Erzeugung der gleichen Wirkungen.

Nachdem die von Neapel aus nach Noja gesandten Ärzte sich nebst den dortigen Ortsärzten in Tätigkeit gesetzt hatten, zeichneten sie sehr pünktlich ihre Bemerkungen nach der Ordnung auf, in welcher sie in folgendem Bericht dieser nach Noja abgeschickten Ärzte enthalten sind:

„Als wir sorgfältig alle Quartiere, die wegen Verdacht barrikadiert waren, untersucht hatten, begaben wir uns in Vereinigung des Komitee und der Sanitätsautorität, zuerst nach dem Konvaleszenten-Spital, sodann nach dem Observations-Spital, und zuletzt nach dem Pestspital. Wir haben alle Umstände erwogen, und sind daher im Stande, einen genauen Bericht darüber zu erstatten.

„In denen nach den Sanitätsregeln gemachten Bemerkungen im Spital der Angesteckten, welches sich in der beifallswürdigsten Lage befindet, haben wir angeführt, daß die Krankheit so sehr von selbst spricht, daß nicht die geringste Zweideutigkeit oder Zweifelhaftigkeit darüber stattfinden kann. Es ist ein ansteckendes pestilenzialisches Fieber, das aus fremdem Lande durch Contagion angesteckter Sachen gekommen, und fortgeschritten ist, und noch fortschreitet mit allen Eigentümlichkeiten des schrecklichsten pestilenzialischen Typhus. Beinahe alle, oder doch die meisten Kranken haben eine Beule, ober oder unterhalb der Leistengegend, und einige unter den Achselgruben auf dem großen Brustmuskel, da wo solcher flechsig wird. Wenn beim Vorzeigen der Zunge der Kranken die Spitze sich links zu wendet, so ist dies ein sicheres Zeichen, daß die Beule sich auf der linken Seite befindet, und so umgekehrt.[14] Je mehr die Beule anschwillt, desto leichter wird die Eiterung, die Kur und die Hoffnung eines günstigen Ausgangs.

„Das unmittelbare Einsinken und Schwinden derselben hingegen, ohne Erleichterung des Kranken, ist der traurigste Vorbote.

„Zuweilen sieht man auch außer den Pestbeulen, Anthraces an verschiedenen Teilen des Körpers, einige auf dem Schulterblatt von unregelmäßig runder Form, von ziemlicher Ausdehnung, sechs bis acht Querfinger im Durchmesser. Bei Frauenspersonen sieht man die Anthraces gewöhnlich auf den Brüsten, beim männlichen Geschlecht auf dem Rücken und Schultern.

„Unter 73 Kranken hat man keine Spur eines Flecken-Ausbruchs, oder eines andern Exanthems gefunden, obschon man dies anfänglich, jedoch selten, bei Einigen wahrgenommen.

„Ungeachtet die Krankheit einen vielartigen Gang beibehält, so ist es dennoch auffallend, daß solche viel heftiger die Weibspersonen[15] angreift, in denen man, außer der Leisten-Beule, auch Anthraces auf dem Busen und der Brust bemerkt; sodann folgen in der Zahl der Ergriffenen die rüstigen jungen Leute, und zuletzt die Alten: Diese letzteren jedoch sind, dem Bericht der kurierenden Ärzte gemäß, alle Opfer des Todes geworden;

---

[14] Man vergleiche hierüber die dasselbe bestätigende Bemerkung der med. Fakultät zu Neapel, weiter unten.

[15] Auch hierin macht diese Pest eine Ausnahme von der Mehrheit der Pestepidemien, in welcher die Individuen des männlichen Geschlechts in größerer Zahl daran erkranken.

wie nicht weniger die kleinen Kinder. Schwangere Frauen, wenn sie angesteckt wurden, sind alle, nachdem sich erst eine unzeitige Geburt eingestellt hatte, umgekommen; die Kindbetterinnen waren jedoch glücklicher, indem solche die Pest überstanden.

„Die Gefahr ist stets größer gewesen, wenn sich die Beule nicht gezeigt hat, und das Fieber mit Schnelligkeit und äußerster Entkräftung fortgeschritten ist. Dies hat man unausgesetzt bei allen denen bemerkt, welche in einem sehr kurzen Zeitraume gestorben sind, der bei einigen nur wenige Stunden vom Anfang bis zum Tod dauerte, bei andern mit plötzlicher Schnelle zum Todesmoment wurde.

„Während diesen wenigen Tagen von Observation scheint es, als wolle die Krankheit einen Zeitpunkt von Abnahme hoffen lassen, wenn man der geringeren Anzahl von Todesfällen trauen darf, ungeachtet noch immer einige Kranke sowohl aus dem Innern der Stadt, als aus den Observations-Spitälern kommen.

„Rücksichtlich der Heilungsart, welche die Ortsärzte angewandt haben und noch anwenden, haben wir zu bemerken, daß alles nach den besten Grundsätzen der Arzneiwissenschaft behandelt wird. In Stadium der Irritation sind die mäßig schwächenden, oder vielmehr die indirekt stärkenden Mittel vom besten Erfolg gewesen; so zwar, daß ein Angesteckter mitten im Wahnsinn ruhig geworden, in dem Augenblick, wo man ihn mit kaltem Wasser und Essig begossen.

„Brechweinstein ist ersprießlich befunden worden, und man glaubt, in Betracht der verschiedenen Form der Krankheit, daß er, wenn er mit Salpeter versetz und mit Cremor Tarthri nach und nach vermischt wird, von sicherem Nutzen sein könne. Die Mittel, welche man gewöhnlich dann, wann Durchfälle eintreten, heilsam findet, sind: starke Dekokten von China, Schlangenkraut und Baldrian, mit Tincturen von Bibergeil, von Glutten und mit Minderers Spiritus. Bisam und Campher hat man immer zuträglich befunden, wenn sich die Krankheit konvulsivisch gezeigt hat.

„Für die äußerliche Kur der Pestbeulen, hat man gefunden, daß die Öl-Einreibung vorzüglich ersprießlich ist, da sie am ehesten deren Zerteilung befördert, die, wie man bemerkt, mit Schweiß, oder mit einer vermehrten Ausdünstung begleitet ist.

„Was die Heilung der Anthracen betrifft, die nicht minder in den kalten Brand überzugehen geneigt sind, so hat die Erfahrung gelehrt, daß der äußerliche Gebrauch des Wassers mit Essig und des Essigs allein außerordentlich nützlich ist, auch haben die Assistent-Chirurgen des Orts solche mit allen Kräften zu befördern gesucht.“

Laut diesem nämlichen Bericht waren von 76 Kranken drei Viertel im Stande, nach den Rekonvaleszenten-Sälen gebracht zu werden, und ein Viertel zählte man als schwere und gefährlich Kranke.

„Gegen das Ende des Monats März überreichte die medizinische Fakultät des Komitees zu Neapel dem General-Intendenten der Sanität eine Nachricht über den weitern Gang der Pest von Noja, während des ganzen Zeitraums, der vom 18. Februar bis zum Tag des Berichts verstrichen war. Sie enthielt in Kürze: „daß der Eintritt der Tag- und Nachtgleiche und der Zusammenfluß mehrerer Umstände, die in den physischen und moralischen Eigentümlichkeiten des Innern von Noja gegründet waren, leider sich vereinigt hatten, um die Anzahl der Angesteckten, der Toten und der Verdächtigen zu vermehren. Bis dahin waren 209 Unglückliche als Opfer der Krankheit gefallen, 53 lagen sich darnieder, und 584 waren als der Ansteckung Verdächtige unter Beobachtung.

Die treffliche Fürsorge des inneren Sanitätskomitees hatte beigetragen, dem fernern Fortschreiten des Übels Einhalt zu tun. Die Seuche hatte nie all ihre Bösartigkeit so sehr gezeigt, als im Verlauf jener fatalen Tage. Rasender Wahnsinn, Vibius, Anthraces, Bubonen, waren ihre unzertrennlichen Begleiter. Während die Nordwinde herrschten, ließ sie etwas nach, aber so wie die Südwinde wieder wehten, wurde das Übel ärger. Die Fakultät hat angemerkt, daß diese Bemerkung in allen großen Epidemien, vorzüglich in den pestilenzialischen, beständig gemacht worden ist.[16]

Hippokrates und Sydenham haben dies in verschiedenen Zeiten bekräftigt. Dieselbe medizinische Fakultät fügte hinzu, daß der Erfolg der verschiedenen Kurarten, sowohl der bloß versuchsweise angewendeten, als der regelmäßiger befolgten, augenscheinlich bewähre, daß die Natur des Pestgifts eine ganz eigene sei, und daß dessen Hauptwirkung auf die Nerven darin bestehe, solche erst in unordentlich und stürmische Aufregung zu bringen, und sodann ihr Lebensprinzip zu zerstören. Daher kommt es, daß im Zustand der Irritation der Essig mit Wasser, der Salmiak, das Baden, oder Begießen, beigetragen haben, das bereits in Unordnung und Disharmonie gebrachte Nervensystem zu bessern und ins Gleichgewicht zurück zu bringen. Im Zustand der Depression aber sind folgende Mittel stets ersprießlich gewesen: nämlich die aromatisch-analeptischen, und unter diesen hauptsächlich der Bisam und das Bibergeil, gleichwie auch die

---

[16] Es kommt in Bezug auf die Gültigkeit dieser Bemerkung doch alles auf die geographische und physische Lage eines Orts oder Distriktes an. Im hohen Norden und in Insularländern verhält sich der Einfluß jener Winde auf die Zu- oder Abnahme der Seuche anders, als im tiefen Süden, und im Binnenland.

Tonischen, unter welchen die China den andern vorzuziehen ist. Man hat beständig bemerkt, daß bloß mittelst des Eiterns der Beulen diejenigen gerettet wurden, die sich jetzt in Konvaleszenz befinden, und daß die Öl- und erweichende Aufschläge zur Eiter-Erzeugung beigetragen haben. Die Fakultät folgert hieraus, daß die Degeneration der Säfte stets das Resultat sowohl der Heftigkeit des Pestgifts, als der Schwächung des Nervensystems gewesen sei.

„Die Fakultät hat erwogen, daß, da die Kranken, wenn sie die Zunge darbieten, solche immer nach der Seite zu wenden, wo die Pestbeule oder der Anthrax ist,[17] dies die Meinung verschiedener großer Ärzte bestätige, daß der Consensus der lebendigen Teile des Körpers unter sich dergestalt seine Richtung nach den beiden Hälften oder Seiten des Körpers erhält, daß die ganze Organen-Reihe der einen Seite auf vorzugsweise unter und mit sich selbst, und nicht in gleichem Grade mit den Teilen der andern Seite korrespondiere."

***

Aus dem, was bisher gesagt worden, wird man die Phänomene dieser Menschenseuche in ihren verschiedenen Abstufungen, und in verschiedenen Subjekten haben abnehmen können, so wie auch die zu ihrer Bekämpfung angewandten Kurarten. Es wird nun nicht am unrechten Orte sein, kürzlich auch die Resultate wis-

---

[17] Diese auch von den Ärzten von Bari (s. oben) gemachte Beobachtung ist allerdings eben so merkwürdig und interessant für die Physiologie und Pathologie, als sie in der Nosographie der Pestseuchen bisher noch wenig aufgefaßt, und dieser Nojaner Seuche vielleicht besonders eigen ist.

senschaftlicher Untersuchungen herauszuheben, welche bei dieser Gelegenheit von Schriftstellern angestellt und öffentlich bekannt gemacht wurden, sowohl über die Natur der Pest, als über die Art und Weise, sich dagegen zu bewahren, oder sie zu heilen.

Der würdige sind wahrhaft erfahrene Dr. Panvini zu Palermo, in seinem sehr schätzbaren Werk, das er über die Pest von Malta herausgegeben hatte, und das während der Seuche von Noja wieder gedruckt worden ist, schickt erst sehr triftige Gründe voraus, aus denen er zeigt, wie schädlich die Furcht bei Entwicklung der Pest sei, und gibt dann eine genaue Beschreibung von dieser Krankheit, und von der Art, wie sie sich mitteilt, und im menschlichen Körper wirkt; damit jeder daraus abnehmen möge, wie er solche vermeiden könne, und sich nicht der Mutlosigkeit Preis gebe. Hierauf zählt er mit kritischer Würdigung die verschiedenen Mittel auf, welche die Älteren und Neueren gegen die Pest gebraucht haben, und rühmt unter andern das Einreiben der ganzen Haut mit Baumöl sehr, während er die Unstatthaftigkeit vieler andern Erfindungen zeigt.

Dann setzt er hinzu, daß die Entdeckung des wahren und sichern Mittels, die Pest zu vernichten, unserm Zeitalter vorbehalten gewesen sei. „In Folge der neuen chemischen Entdeckungen", sagt er, „hat man deutlich erkannt, daß das wahre Prinzip, welches die Ansteckung vernichtet, das Oxygen ist, ein Urstoff, der sich häufig in verschiedenen Zusammensetzungen der Natur findet, und den man leicht erhalten kann."

„Man hatte schon eher gewußt, daß verpestete Sachen, wenn sie einige Tage lang der freien Luft ausgesetzt werden, sich von selbst reinigen. Lavoisier hatte entdeckt, daß die Luft, welche man ehemals für ein einfaches Prinzip hielt, eine Zusammensetzung von Oxygen und Azot sei. Fourcroy behauptete, daß alle tierische Substanzen die Wirkung des Oxygens, dem Urstoff aller Säuren, fühlten, und daß diese Substanzen alle andere Körper, die Oxygen enthielten, desselben beraubten, und dadurch neue chemische ihren früheren entgegengesetzte Eigenschaften bekämen."

„Von diesen Tatsachen ausgehend, und in der Vermutung, die ansteckenden Stoffe seien tierische Substanzen, folgerten die Ärzte, daß das Oxygen sie auflösen müsse, und daß demnach alle Körper, die diesen Urstoff enthielten, wenn sie mit den angesteckten Stoffen in Vermischung gebracht würden, das Mittel sein müßten, die Ansteckung zu vernichten."

„Panvini gesteht, es wäre noch nicht klar bewiesen, daß der Ansteckungsstoff eine tierische Substanz sei, aber glückliche Erfolge haben wenigstens die neuen Versuche mit den Zerstörungen der Contagion durch den Sauerstoff gekrönt."

„Carmichael-Smith war der Erste, der uns mit der ausgezeichneten Wirksamkeit der Salpetersauren Dämpfe zur Zerstörung der Contagion bekannt machte. Guyton-Morveau aber hat uns durch wiederholte Experimente noch in höherem Grade überzeugt, daß vorzüglich mittelst der muriatischen und der muriatisch-oxygenirten, nächst diesen aber auch mittelst der Salpeter- und Schwefelsauren Dämpfe jede ansteckende Materie, sowie jedes faulige Effluvium vertilgt werde. (In Spanien waren es Gimbernat und Arejula, im südlichen Frankreich Bethes und andere, in Deutschland war es Harless, die den salpeter- und salzsauren Räucherungen nachdrücklichst das Wort redeten, und zu ihrer allgemeineren Würdigung und Benützung vorzüglich viel beitrugen). Es ist nun dahin gekommen, daß man sich in Contagionszeiten kaum eines andern Mittels mehr bedient, als der sauerstoffigen Räucherungen, um die Zimmer, Betten, Kleider und Effekten von der fauligen und jeder andern Art ansteckender Materie zu reinigen und zu entpesten."

„Zur Erklärung, wie diese sauerstoffigen Fumigationen wirken, bemerkt Panvini, daß ihre Theorie auf dem Gesetz der electiven Wahlverwandtschaft beruhe. Die Säuren, welche eine große Menge Oxygen enthalten, nachdem sie leichter als die Luft gemacht werden, suchen die ansteckenden Stoffe auf; diese, welche mehr Verwandtschaft mit dem Oxygen haben, ziehen solchen an sich, vereinigen sich mit demselben, und erhalten auf diese Art neue von ihren vorherigen verschiedene und unschuldige Eigenschaften."

„Sodann, fügt er hinzu, aufmerksame Ärzte hätten nicht gesäumt, diese Mittel bei den Seuchen zu gebrauchen, die sich im Körper der Menschen eingenistet hatten. Sie vereinigten anfänglich die Materie einer Seuche, wie das venerische Gift, das Pockengift mit ein wenig Substanz, die Oxygen besaß, sowie auch mit ein wenig muriatisch-oxygenirter Säure, mit Salpetersäure, usw., und sie bemerkten stets, daß, wenn sie zu solcher Vermischung eingeimpft wurden, diese Contagionen durchaus nicht ansteckend waren. In der Folge haben Rossi, Duncan, Rollo, Cruikshank, Ingenhouzss, und viele andere Ärzte, die Vorteile des Oxygens in den venerischen Krankheiten erprobt, indem sie solchen dem Körper mit Salpetersäure vereinigt darreichten. Alyon fing an, die Haut-Krankheiten durch den Gebrauch der oxygenirten Pomade zu vertilgen. Die Bemerkungen von Le Roux beweisen, daß die Wasserscheu zerstört wird, wenn man am Ort der Wunde vom Hundsbiß usw. sogleich eine oxygenirte Substanz auslegt. Da man heutzutage weiß, was für eine Menge Oxygen die metallischen Oxyden enthalten, so kann man sich die Wirksamkeit des

Merkurs und anderer Arzneien bei venerischen und andern ansteckenden Krankheiten erklären, nämlich, weil der Säuren-Urstoff sich darin befindet. Mittelst der Oxygen enthaltenden Substanzen ist es der Kunst gelungen, das Gelbfieber, welches schreckliche Verwüstungen in Spanien anrichtete, zu zerstören. Kurz, es ist unzweifelhafte Tatsache, daß der säurezeugende Urstoff alle Ansteckungen auflöst und vernichtet."

Um zu bestätigen, daß dieser Urstoff geradezu die Pest zerstört, führt Panvini die von den älteren sowohl als neueren Ärzten in allen Epochen gemachten Bemerkungen an. Er sagt, „daß so viele Mittel er auch finde, die in verschiedenen Pesten angewandt worden, soviel wenigstens entschieden sei, daß diejenigen, welche sich, sei es aus Empirismus oder Zufall, entschlossen haben, Sauerstoffmittel zu gebrauchen, es mochten nun mineralische, vegetabilische, oder andere Substanzen sein, die in großer Menge Oxygen enthalten, mit dem davon erhaltenen glücklichen Erfolg so zufrieden gewesen sind, daß sie solche stets jedem andern Mittel, es mochte auch noch so berühmt sein, vorgezogen hätten.

„Nun kommt er auf die Art und Weise, wie man die Mittel gegen die Pest überhaupt sowohl für die präservative als für die ausrottende Kur gebrauchen müsse, und bemerkt: die ganze Präservativ-Kur bestehe darin, zu verhindern, daß die Ansteckung nicht die Haut berühre, und diese so vorzubereiten, daß, wenn auch die anstekkende Materie auf sie angebracht wird, solche unverzüglich zerstört werde. Und da das Gift, fügt er hinzu, auch durch den Mund, wiewohl selten, Eingang finden kann, so muß man sowohl innerliche als äußerliche Präservative gebrauchen."

Er verordnet, daß in Pestzeiten jedermann alle Morgen zwei Unzen antipestilenzialisches Wasser nehmen soll, wozu er die untenstehende Vorschrift gibt[18]; oder aber, damit es jedermann leicht werde, alle Morgen in zwei Löffel Wasser oder Wein 20 bis 30 Tropfen muriatisch-oxygenirte Säure, oder auch nur einfache, Acidum salis, oder 20 Tropfen Salpetersäure, oder 10 bis 15 Tropfen Schwefelsäure, zwei oder drei Mal des Tags, je nachdem die Gefahr der Berührung größer oder geringer ist. Er sagt: Einige schlügen 2 oder 3 Gran Kalomel vor, als ein vortreffliches Präservativ, weil es den Sauren-Urstoff im Überfluß enthalte. Er rät auch jedwedem, mineralisches Räucherwerk[19] im Vorrat zu Haus zu halten, damit man die etwa verdächtigen Sachen ausräuchern könne.

---

[18] Man nehme eine Unze muristisch-oxygenirten Essig, tue solche in 5 Pfund destilliertes Wasser, und füge so viel fein gestoßenen Zucker hinzu, als nötig ist, das Wasser süß zu machen.

[19] Bestehend entweder 1.) aus Salpeter, Braunstein und Schwefelsäure oder 2.) aus Schwefelsäure, worin nach und nach Salpeterpulver geschüttet wird. Das von Panvini angegebene Verhältnis dieser Teile ist das bekannte. Oder endlich 5.) man tue auf eine glühende Eisenplatte, oder auf glühende Kohlen, oder noch besser, in ein dünnes eisernes Gefäß, das leicht glühend gemacht werden kann, gleiche Teile von Schwefel und Salpeter, und lasse sie so zusammen in dem Zimmer verbrennen oder verpuffen, wo die auszureinigenden Sachen sich befinden. Diese letzte Operation muß gemacht werden, ohne daß jemand in der Stube bleibe, indem dieses Gas die Lungen angreift, und Krampfhusten verursacht.
Die Quantität der zu nehmenden Materialien, um eine gewisse Quantität Sachen, oder eine Stube von einer gewissen Größe aus-zureinigen, muß mit dem Grad der Verpestung und mit dem Lokal im Verhältnis stehen, damit die Sachen nicht von den Säuren zerfressen werden. Indes um eine Idee zu geben, wie man einen 40 Fuß großen und 19 Fuß hohen Saal ausräuchern könne, d. i. 10360 Kubikfuß, sind hinlänglich: Für den ersten Prozeß: 10 Unzen Seesalz, 2 Unzen Braunstein und 8 Unzen Schwefelsäure.
Für den zweiten Prozeß: 8 Unzen Schwefelsäure, und 8 Unzen Salpeter. Für den dritten: 10 Unzen Schwefel und eine gleiche Dosis Salpeter.

Die Frage, wie man die äußere Haut, welche der Berührung vom Gift am meisten ausgesetzt ist, sichern könne, beantwortet Panvini dahin, daß es kaum möglich sei, auf die Haut die Dämpfe von mineralischen Säuren alle Tage in dem Grade, der zur Sicherung notwendig gefunden werden dürfte, wirken zu lassen, ohne sie durch diese Menge korrosiver Dämpfe zu verderben.

Auf jeden Fall dürfen diese nicht zu lange nacheinander auf die Haut gelassen werden. Einige nehmen 10 Gran Kalomel und reiben sich die Haut damit ein; doch Panvini empfiehlt als tauglicher und wirksamer die Pomade von Schwefelsäure, oder die oxygenirté Pomade.[20]

In Hinsicht auf die radikale Kur, bemerkt er, daß, da das Fieber, welches die Pest begleitet, das wahre Nervenfieber im äußersten Grad sei, Aderlässe nie taugen, ausgenommen in dem komplizierten Fall von Lungenentzündung, welcher jedoch selten vorkommt. Die Anti-

---

- - - Anmerk. des Verf. -

Die dritte der hier angegebenen Räucherungsmethoden ist unter den übrigen die am wenigsten empfehlenswerte, und auch am wenigsten wirksamste, da das Gemisch von gleichen Teilen Salpeter und Kohlen – Schwefel in der Glühehitze ein Gasgemisch von Stickgas, schwefelhalbsaurem Gas, und (verhältnismäßig wenigem) Sauerstoff-Gas gibt, welches höchst irrespirabel ist, und wenig zersetzend auf die fauligen Miasmen wirkt. Noch unzweckmäßiger ist es, jenes Gemisch auf glühenden Kohlen zu verpuffen, da hier auch noch kohlensaures Gas dazu kommt.

[20] 1.) Man nimmt Schweinefett, gut gewaschen und zerlassen, in einem gläsernen oder porzellanenen Gefäß aufs Feuer gesetzt, ½ Pfund, Schwefelsäure eine Unze; mische alles mit einem hölzernen Spatel, und wenn es abgekühlt ist, hebt man es auf.

2.) Man nimmt Schweineschmalz, reines, zerlassenes, 1 Pfund, tut 2 mäßig verdünnte Unzen Salpetersäure (doppeltes Scheidewasser) dazu, rührt alles über dem Feuer gut mit einem gläsernen Spatel herum, bis es zu kochen anfängt, nimmt es sodann vom Feuer, und rührt es noch immer herum, bis es abgekühlt und geronnen ist.

monialien, welche eine plötzliche Veränderung hervorbringen, erregen eine Krise, und wirken wie ein sehr
mächtiger Gegenreiz; sie verdienen im Anfang des Fiebers
gebraucht zu werden. Unter den Spießglanz-Präparaten
hält Panvini den Gebrauch der James-Pulver für sehr
kräftig. Man gibt davon 4 oder 5 Gran alle 4 Stunden, bis
zum Ausbruch einer Krise.[21] Auch ist er der Meinung,
daß der Brechweinstein, auf die folgende Art gegeben, von
großem Nutzen sein werde:

Tartaris potassae stibiati (tartariemetici) gr. III.

Acetatis ammoniaci (spiritus Mindereri)

Oxymellis simplicis aa 2/3 ij

Aquae florum sambuci 2/3 v.

Man gibt davon alle Stunde einen Eßlöffel voll in
einem Trank von Virginischer Schlangenwurzel.

Der bisher genannte Schriftsteller, stets konsequent in
seiner Idee, die Säuren als vorzügliche Mittel gegen die
Pest zu gebrauchen, verschreibt Schwefelsäure in der
Dosis eines Scrupels, oder von 25 Tropfen alle ½ Stunde,
welche in Wasser mit Sirup oder gewöhnlichem weißen
Zucker versüßt aufgelöst wird. Er sagt, man könne solche
noch kräftiger durch einen Aufguß von Salbei oder
Kamillen machen; auch kann man sie mit Opium ver-
setzen, wo Nervenzufälle, Krämpfe, Konvulsionen und
Schmerzen statt haben. Die Salpetersäure kann man in
der Dosis einer halben Drachma alle halbe Stunden gebrauchen. Die oxygenirte muriatische Säure, da sie
weniger ätzend als die beiden ersten ist, kann man in
stärkerer Dosis nehmen. Diese Methode muß man nach
Panvini so lange streng befolgen, bis es zu einer wohl-

---

[21] Diese Dosis des James-Pulver möchte wohl sehr gering. und, wie
überhaupt die Antimonialien, in der Pest nicht sonderlich hilfreich
sein. Ihre gegenreizende Kraft ist hier gewiß nicht groß.

tätigen Krise kommt und der Kranke sich bessert, sodann wird die Zwischenzeit zwischen den Arzneigaben nach den Umständen verlängert, ohne dabei die nährenden und tonischen Mittel zu verabsäumen. In gewissen Fällen wird man wohl tun, die Säuren mit einem Absud von China, Wasserknoblauch, Tausendgüldenkraut, oder andern antifebrilischen Pflanzen zu vereinigen. Überdies muß der Leib zwei Mal des Tags mit einem aromatischem Absud und Essig sorgfältig gewaschen werden; oder aber, man läßt öfters ein ganzes Bad von aromatischen Kräutern, als Salbei, Kamillen, Lorbeer, Rosmarin, Wermut etc. gebrauchen, worein man guten Essig tut. Auch muß man auf der Haut, und vorzüglich längst der Wirbelbeine des Rückgrats Einreibungen mit Campherspiritus machen.

In Betreff der ärztlichen Behandlung ist endlich Panvini der Meinung, man sollte die Pestbeulen, über die man mit großer Sorgfalt wachen, und deren Eiterung man befördern müsse, mit der Lanzette, oder mit dem glühenden Eisen öffnen.

Der gelehrte Arzt Zocchi bemerkt in seiner Abhandlung, man habe noch kein Mittel gefunden, welches so starke und so direkte Gegenkraft gegen das Pestgift zu äußeren vermöge, daß man es ein wirkliches Gegengift nennen könnte. Er schlägt als das wirksamste und erste Gegenmittel das Quecksilber vor. Die Gründe, weswegen er glaubt, daß dieses das beste Mittel gegen die Pest sein müsse, sind folgende:

Die auffallendsten, und, fast möchte man sagen, charakteristischen Symptome der Pest sind die Beulen, Karbunkel und andere exanthematische Geschwülste, die klar beweisen, daß das Drüsen und lymphatische System vorzugsweise von diesem Gift angegriffen wird, und hierin dem venerischen Gift analog ist, welches gleichfalls seine Wut gegen jene Systeme äußert. Wenn daher eine so große Ähnlichkeit zwischen den Symptomen der Pest und denen der syphilitischen Krankheit stattfindet, wie es auch von andern bemerkt worden, so sollte man dieser Übereinstimmung wegen glauben, daß in der ersten das nämliche Mittel, und ungefähr die nämliche Behandlung von Nutzen sein müsse, die man alle Tage nützlich, ja nötig findet, um die andere von Grund aus zu heilen.

Herr Zocchi schließt weiter: wenn es wahr ist, daß das Oxygen das Gegengift und eigentliche Mittel sei, welches das Miasma der Pest und anderer ansteckenden Krankheiten abstumpft und zerstört, so müssen die verschiedenen Merkurial-Präparat zunächst durch jenes Oxygen höchst zuträglich sein, und unter andern das über oxygenirte Salz saure Quecksilber, oder der Sublimat, welcher wegen der Menge des Oxygens und der Leichtigkeit, mit der er in die Substanzen des lebenden Organismus eindringt, dieselben leicht und selbst mit Ätzkraft auflöst, und daher korrosiver Sublimat genannt wird.

Zocchi schlägt vor, ungefähr einen Gran korrosiven Sublimat in einer Unze Indianischer Holztinktur oder gewöhnlichem Weingeist aufzulösen, und dieses Quantum, nachdem es mit einem Pfund eines wäßrigen Vehikels verdünnt worden, in kleinen und wiederholten Gaben im Laufe von 24 Stunden nehmen zu lassen. Das Vehikel könnte seiner Meinung nach von einem leichten Dekokt oder Aufguß des Franzosenholzes, der Sassaparille, Kardobenedikten und dergleichen hergenommen werden, oder auch von einem einfachen destillierten Wasser, mit dem man ein wenig Sirup vermischen würde, um die Arznei angenehm zu machen.

Zocchi fügt hinzu, daß, wenn es in andern Krankheiten klug und der Vorsicht gemäß gehandelt ist, die Kur allermeist mit den gelindesten Mitteln zu beginnen, und solche sogar in mäßigen Gaben zu gebrauchen, dieselbe Maxime in der Pest eine sehr falsche und unkluge, und daß es unverzeihlich sein würde, wenn man dort nicht sogleich zu kraftvollen Mitteln greifen wollte, die im Stand wären, diesen höchst mächtigen Feind bei Zeiten zu bändigen. Er schlägt daher vor, unter den gewöhnlichen Merkurial-Präparaten, wie schon gesagt, den korrosiven Sublimat zu gebrauchen, und ihn in der oben angegebenen Dosis darzureichen. Er fügt aber die Bemerkung hinzu, daß man in der Praxis nie im Allgemeinen die Gabe weder des Sublimats noch irgend eines andern Mittels festsetzen könne, indem diese viel mehr je nach den besonderen Vorfällen vom Arzt bestimmt werden müsse, der dabei das Alter, Geschlecht, die allgemeine und besondere Empfänglichkeit des Kranken, und selbst die Wirkungen, welche das Mittel äußert, in Erwägung zu ziehen hat. Daß man daher, wenn der Kranke den Sublimat gut vertragen sollte, auch die oben angegebenen Gaben überschreiten könne, so wie man gegenseitig zurückgehen, und sie vermindern, oder die Zwischenräume zwischen den Gaben verlängern muß, wenn das Mittel Brennen im Magen, Leibschmerzen, Durchfall und andere Symptome hervorbringen sollte, die eine zu starke Dosis des Sublimats erkennen lassen. Noch setzt er hinzu, man könnte zugleich mit dem Sublimat eine verhältnismäßige Gabe Opium verbinden, oder beide wechselweise nehmen lassen, sollte aber ja nicht verabsäumen, den Kranken mit einem nahrhaften Getränk zu laben, wie z. B. Fleischbrühe, Sago oder Schleimsuppe.

Sollte jedoch der Sublimat sich nicht mit dem Magen oder der besonderen Empfindlichkeit eines Individuums vertragen, so könnte man sich sodann an den versüßten Sublimä oder das Kalomel halten. Das täglich zu verzehrende Quantum desselben, welches er vorschlägt, ist ungefähr 5 bis 10 Grane, die man in 4 oder 5 Doses für den Tag verteilt und so nehmen läßt. Wenn es der Zustand der Lebenskräfte erfordern und erlauben sollte, so könnte man auch sehr wohl wenige Grane Campher und etwas Opium damit vermischen.

Ferner sagt Zocchi, daß es vielleicht noch besser wäre, das Kalomel mit dem Aethiops gummosus von Plenk oder mit einem andern milden Merkurial-Oxyd (Oxydul) zu vermischen; und daß er auch die Versetzung des Merkurs mit ein wenig präpariertem Spießglanz für erprießlich halte, da die spießglanzhaltigen Merkurial-Präparate sich als die besten und sichersten schweißtreibenden Mittel bewähren; zu welchem Endzweck man die alte Zusammensetzung des Quecksilber-Oxyds oder auch des Kalomels mit dem geschwefelten (Hydrothionsaurem) Antimonium anwenden könnte, welchen man in der bekannten Mischung des Plummerschen Pulvers oder in den Äthiopischen Pillen findet.

Der schreckliche Zustand der Verpesteten hat ihn nicht daran denken lassen, Merkurial-Einreibungen vorzuschlagen; jedoch sagt er, daß, wenn auch die gewöhnliche Neapolitanische Salbe nicht so gut anwendbar sein sollte, da sie ein zu langsam und schwach wirkendes Mittel gegen ein so fürchterliches Übel sei, und da sich nicht so leicht jemand finden würde, der es wagte, die Verpesteten mit ihr mehrere male einzureiben, man jedoch in dem Augenblick, wo sich die Krankheit zuerst äußert, Einreibungen mit der Merkurial-Pomade von Cirillo vornehmen könnte. Und falls die Kranken nicht im Stande wären, diese Operation an sich selbst vorzunehmen, so könnte man ihre Haut mit einem in Aqua phagaedenica von Lemery getauchte Schwamme, oder mit einem damit befeuchteten Linnen benetzen.

Der Arzt Romani endlich, welcher ganz nach den Prinzipien des Brownschen Systems die Pest in eine sthenische und in eine asthenische unterscheidet, empfiehlt für die sthenische Art der Pest vom ersten oder gelinderen Grad die schwachen Säuren, z. B. von Pomeranzen, Zitronen, den Cyder, etc.; so auch die mineralischen Säuren, die aber in sehr kleiner Quantität, und stark verdünnt eingegeben werden müssen. Die nämlichen Mittel in größeren Dosis, können seiner Meinung nach für die sthenische Pest vom zweiten Grad passend sein. Für diese schlägt er besonders noch vor mehrere Antimonial-Präparaten, Salpeter, Ammoniakessig, Tamarinden, Klistiere, diluierende Mittel, und kalte Bäder mehrere Male des Tags. In der sthenischen Pest vom dritten Grad, empfiehlt er die Aderlässe, das kalte Bad, das Reiben und Waschen des ganzen Körpers mit Eis, u. a.

Für die Pest von asthenischer Natur verordnet er als Hauptmittel das Opium. Sodann kommt der Campher, der Bisam, der Äther, und die wirksamsten flüchtigen Öle; hierauf das Alkohol, der Salmiak, die Schwefelsäure etc.

Die starken Weine gehören zu den Reizmitteln der zweiten oder schwächeren Klasse, und wieder etwas schwächer wirken die Virginische Schlangenwurz, die China, die Angustura und andere tonische Mittel von derselben Klasse. Romani bemerkt jedoch, daß unter der Klasse der reizenden Mittel die stärksten und diffusibelsten stets eine kürzer dauernde und schneller vorübergehende Wirkung besitzen, und daß es dagegen weit eher möglich sei, durch die minder starken Reizmittel des zweiten Grades eine, wenn schon allmählichere, aber desto dauerndere und völligere Wiederherstellung der naturgemäßen Erregungsverhältnisse zu erwirken.

Um die unschmerzhaften Pestbeulen zu heilen, empfiehlt, Romani die äußerlich reizenden Mittel, vorzüglich aber die epispastischen, und nach diesen die erweichenden, zu deren Zweck man unzählige Pflaster und Salben ausgedacht hat,

Die einfachsten, die leichtest bereitbaren, die weniger kostspieligen, und die dem Bedürfnis am vortrefflichst entsprechenden sind seiner Meinung, nach folgende: .

Man nehme das Gelbe von einem weich gesottenen Ei, Sauerteig von Weizenmehl, gesalzenes, oder ungesalzenes-Schweineschmalz; vermische es und mache daraus einen Breiumschlag.

Anstatt des Schmalzes kann man auch gebratene Zwiebeln nehmen. – Oder aber: man nehme ein halb Pfund altes Schweineschmalz und drei Unzen Sauerteig; mache es warm und lege es auf die Beule. Oder auch: Man nehme gekochte und zerdrückte Zwiebeln, weißen und frisch gemahlenen Senf vermische es und lege es auf.

Auch das Diachylonpflaster, einfach oder das mit Schleimharzen, ist auf alle Fälle zulänglich.

Romani fügt hinzu, daß, wenn auch die Pestbeulen willig in Eiter übergegangen, sie gemeiniglich von selbst nicht aufbrechen. In diesem Fall ist es, seiner Meinung nach, nötig, solche mit der Lanzette zu öffnen. Wenn dies geschehen, und die Materie ausgedrückt ist, so legt man ein Digestiv auf.

In Betreff der Beulen hinter den Ohren, oder der Parotiden, sagt Romani, daß sie unter dem Stimulus der reizenden Pflaster in wenig Stunden übermäßig groß werden, und eine gefährliche Stauung zum Kopf verursachen, weswegen er glaubt, daß es besser sein würde, Zugpflaster auf den Armen und Beinen aufzulegen, Blutigel um die Ohrendrüsen zu setzen, und solche alle Stunden mit ammoniakalischen Linimenten zu reiben.

Für die Karbunkeln empfiehlt er, so lange sie im Bildungsstadium begriffen sind, nur sanfte Mittel. Was für ein Mittel, es sei auch noch so stark, man auf den Schorf auflegt, so bleibt es immer für diesen unwirksam und unnütz. Die schützende und rettende Pflege muß vielmehr auf das lebendige Fleisch, das den Schorf umgibt, gerichtet werden. Zu diesem Zweck dienen am bestem das Diachylon-Pflaster mit Gummis, oder auch das aus dem Galbanum-Pflaster, dem Oxycroceon- und dem Diachylon zusammengesetzte Pflaster.

Ist der Karbunkel abgesondert und abgefallen, so wird die Wunde nach Art anderer mit Digestiven geheilt.

Rücksichtlich der Präservativ-Kur glaubt Romani mit Crato, daß das wahre Alexipharmacon der Pest nur bei Gott sich finde, und gesteht mit Furnio, daß in der Pest es nichts Pestilenzialischers gebe, als den Wust von Medikamenten.[22] Daher begnügt er sich zu untersuchen, ob

---

[22] Wenn Hr. Romani hier wirklich nur von dem Wust (wir haben das italienische Original nicht, bei der Hand, und können daher den dort gebrauchten Ausdruck, vielleicht *farragine*, nicht bestimmt angeben) spricht, und darunter eine im Übermaß und mehr auf ein empirisches Geratewohl, als nach rationellen Indikationen und verständiger Auswahl nacheinander oder neben und mit einander gereichte Menge von Medikamenten, guten und schlechten, obsoleten und gebräuchlicheren, versteht, so mag er allerdings insofern nicht Unrecht haben, als auch in der Pest die allzu rasche und der Natur vorgreifende Geschäftigkeit des Arztes leicht von verderblichen Folgen werden, und den Gang der Krankheit verschlimmern, die Entwicklung der Krisen erschweren oder unterbrechen kann. Besonders kann dieses von dem gerade unter den Pestärzten vorzüglich üblichen und so oft schon gerügten Jagen und Haschen nach heftig reizenden heroischen Mitteln und namentlich nach sogenannten Alexipharmacis gelten, indem eine solche regellose und von keiner klaren Idee geleitete Bestürmung des Organismus – der auch in der Pest noch mit einem gewissen Grad von reaktiver Selbsttätigkeit wirkt, sobald jene nur nicht mit allzugroßer Übermacht des Contagiums einbricht und gleich in

den ersten Augenblicken jede Gegenkraft der organischen Systeme samt dem Leben vernichtet, und der so sichtbar nach Krisen und nach Ausstoßung des Giftes ringt, – gleich in den ersten Perioden der Krankheit mit den verschiedenartigsten und oft verkehrtest zusammengesetzten treibenden Mitteln dem Kranken oft gefährlicher werden kann, als die Krankheit selbst. Daß demungeachtet wiederum in sehr vielen Fällen ein rasches aber verständiges Eingreifen in den eben angesteckten Organismus mit starken, kräftigst das Nervensystem erregenden und die Aussonderungsprozesse, besonders der Haut verstärkenden Mitteln den Kranken allein retten, und allein die kritischen Eruptionen möglich machen könne, und daß man demnach gerade in der Pest ebenso wenig in das andere Extrem fallen, und mit Gideon Harvey (den schon G. E. Stahl darüber gründlich zu Recht wies) einer medicina exspectaus, d. h. einem bequemen und faulen Nichtstun, oder (was nicht viel besser ist), einem gleichgültigen Spielen mit einigen ganz unbedeutenden und wirkungslosen Surrogaten von Heilmitteln das Wort reden dürfe, ist ebenso gewiß.

Wenn nun aber Hr. Romani dieses Nichtstun, dieses gleichgültige und sorglose Zuschauen, was da kommen wird, und dieses die Hände in den Schoß legen, auch auf die Prophylaxis der Pest ausgedehnt wissen will, so erregt er billig das Erstaunen und die Indignation aller Ärzte und eines Jeden, dem das öffentliche Gesundheitswohl am Herzen liegt. Und er verdient gewiß auch dann schon die ernstliche Rüge, mit der sich auch mein würdiger Freund, der Hr. Dr. Schoenberg, in seinen Schlußbemerkungen gegen jene unvorsichtige Äußerung des Hrn. Romani erklärt, wenn er auch nur - wie ich allerdings glaube, und sehr gerne glaube – die Prophylaxis der Individuen, welche bereits der Gefahr der Ansteckung ausgesetzt sind (wie z. B. der Familie eines Erkrankten, der Krankenwärter, der Ärzte, der Polizei – Beamten in dem angesteckten Bezirk usw.) im Sinne hat, und wenn er die Unnützlichkeit und Fruchtlosigkeit der Präservativ Mittel für die bedrohten Individuen behaupten will.

Wenn Romani diese widersinnige Behauptung auf gut türkisch auf einen Fatalismus und auf das durch den Ratschluß Gottes einmal bestimmte Schicksal der Menschen begründen, wenn er als Arzt den Spruch alter Weiber wie des Korans: „Wen Gott schützen und retten will, der wird gesund bleiben oder genesen, und wer einmal von Gott zum Sterben bestimmt ist, den hilft kein Schutzmittel" zum Kanon des Handelns oder Nichthandelns machen will, so würde er nur Bedauern mit dem Stand seiner Ansichten, und ein herzliches Lächeln erregen, wenn solche Behauptungen nichts weiter auf sich hätten. Aber leider kann eine solche Behauptung dadurch, daß sie, öffentlich ausgesprochen, unter das Volk kommt, und daß sie selbst von einem Arzt vorgetragen, nur um so mehr von Mund zu Mund getragen wird, und um so leichter bei der ohnehin zum Fatalismus und zum blinden Glauben geneigten unteren Volksklasse Eingang findet, sehr gefährlich in ihren Folgen, und darum um so unverantwortlicher werden. Sie ernährt im Volk den Wahn, daß man gegen das, was einmal Gott über den Menschen verhängt habe, nichts tun könne und dürfe, sie führt das Volk in seinen Ansichten von den Ursachen und der Entstehung der Pest in das Zeitalter und auf die wunderlichen Phantasien eines Palmarius, Fracastorius, Fernelius, Crato, und aller Astrologen und Schwärmer von dem Ursprung dieser Seuche aus bösen Konstellationen oder aus sonstigen überirdischen und unabwendbaren Ursachen, oder auf die Auslegung derselben als ein Strafgericht Gottes zurück, sie erzeugt bei dem einen falsche und gefährliche Sicherheit, und eine strafbare Untätigkeit, und bei dem andern eine eben so nachteilige Entmutung. Durch alles dieses kann und muß eine solche Lehre, die dem Volke das Alexipharmacum allein bei Gott zu suchen empfiehlt, auch äußerst nachteilig, störend, hemmend, auf die öffentliche und von Staats wegen eingeleitete Prophylaxis, und auf alle und jede von den Sanitäts- und Polizeibehörden getroffenen Vorbauungs- und Sicherungs-Anstalten gegen die Pest wirken. Sie kann Einzelne im Volk nur um so ungeneigter machen, sich diesen öffentlichen Maßregeln zu unterziehen; sie kann um so gewisser Trug und Täuschung, und Vernachlässigung der gebotenen Präservativ-Mittel begünstigen. Sie ist endlich um so verwerflicher, und eines Arztes um so unwürdiger, als die Erfahrung es uns wirklich immer mehr bestätigt, daß wir auch zur Sicherung der bedrohten Individuen in angesteckten Städten und Orten gegen die Ansteckung in mehreren Vorkehrungen und Mitteln, und zwar nicht nur in dem Entferne-halten der Individuen von dem verpesteten in einer Distanz von wenigstens 5 bis 4 Schuhen (wo dieses anderst nur möglich ist, und in der Vermeidung der Berührung verpesteter Sachen, als den ersten und wichtigsten Sicherungsmitteln, sondern auch in den mineralsauren Räucherungen der und Utensilien mit Essig oder verdünnter Schwefel oder Salpetersäure, und vorzüglich in den reichlichen Einreibungen des ganzen Körpers (auch der inneren Nasenhöhle) mit Olivenöl – welches große und überaus schätzbare Sicherungsmittel gegen die Pestansteckung sich besonders im Orient am wirksamsten zeigt -, solche Mittel vorhanden seien, die geschickt wären, die krankhafte Stimmung zu verhüten oder zu vermindern, welche das schreckliche der Pestanfälle zu verschlimmern pflegen.

Da in Pestzeiten die meisten Menschen von Traurigkeit und Furcht ergriffen und niedergeschlagen sind, so ist Romani der Meinung, daß solche Mittel, welche den Körper stärken, und eine krankhafte Anhäufung (Vermehrung) der Reizbarkeit verhüten, wenn auch nicht die Ansteckung und Krankheit geradezu, doch jene Höhe und Heftigkeit derselben verhindern können, welche die Kur jederzeit erschwert. Daher schlägt er die kleinen Gaben von China, die Eisenpräparate in kleinen Gaben, und das scharfe Zimtpulver in Morgentränken vor. Auch empfiehlt er die Bäder, deren Temperatur in einem erforderlichen Gegensatz zu der Temperatur der Jahreszeiten reguliert werden muß, auch den Wein und das Opium in vorsichtigem Maße genommen.

Schlußbemerkumgen.

OBGLEICH ich diesem Büchelchen eine größere Ausdehnung hätte geben können, so hoffe ich doch, der unterrichtete Leser werde hier in Kürze alles zusammengedrängt finden, was diesen Gegenstand betrifft. Zwar ist es mir nicht unbekannt, daß der Professor Arcangelo d'Onofrio, und Dr. Vitangelo Morea von Putignano in diesem Augenblick die nämliche Aufgabe bearbeiten. Da ich jedoch von hoher Hand ersucht worden bin, einen Bericht von der Pest zu Noja anzufertigen, und bereits

---

wenn zwar keineswegs immer sichere und untrügliche, doch äußerst beachtungs- und empfehlungswerte Präservative besitzen."

eine geraume Zeit darüber verflossen ist, so beeile ich mich, teils in Betracht dieses Gesuchs, teils um das allgemeine Interesse nicht durch eine längere Verschiebung der Herausgabe dieser Schrift zu verkürzen, diese Abhandlung, so wie sie ist, herauszugeben, in der Hoffnung, sie werde auch so nicht zur Unzeit und nicht unwillkommen erscheinen. Und sollten die obengenannten Herren etwas Wichtiges bekannt machen, das hier nicht abgehandelt worden, sei es in Hinsicht der Geschichte dieser merkwürdigen Seuche, oder der Beschreibung und Kur der Krankheit selbst, so werde ich alsdann nicht ermangeln, ihre Bemerkungen, als einen Nachtrag zur gegenwärtigen Schrift, mitzuteilen.

Pantini, der interessanteste unter den oben genannten Schriftstellern, die über die Pest geschrieben haben, ist mit seinem Werk vorzüglich für sein Vaterland nützlich; er irrt sich jedoch, unsers Wissens, wenn er glaubt, Guyton-Morveau sei der erste gewesen, der das Oxygen gegen die ansteckenden Krankheiten empfohlen habe; auch versieht er sich sehr, wenn er glaubt, daß Carmichael-Smith der Erste gewesen sei, der solches gegen die Pest verordnet habe. Schon viele Jahre zuvor hatte unser berühmter Steffens dieses Mittel empfohlen. Wenn Panvini gegen die Pestbeulen das Messer und das Feuer empfiehlt, so sprechen die zur Zeit der Pest von Noja beobachteten Tatsachen sowohl gegen das Eine als gegen das Andere.

Die Idee von Zocchi, den Merkur in der Pest zu gebrauchen, ist nicht so neu, als er glaubt.

Auch Panvini führt dieses Mittel an, besonders als äußerlich gebraucht. Jedoch verdient die Idee immer die Aufmerksamkeit der Ärzte, vorzüglich wenn man in Erwägung zieht, mit welchem Erfolg die Engländer den

Sublimat im Typhus jeder Art benützt zu haben behaupten.

Romani, der eine ziemlich umständliche Sammlung über die Pest gemacht hat, und dessen Anmerkungen zu seinem Werk beinah die Hälfte des Buchs ausmachen, hat geglaubt, die sich widersprechenden Meinungen über die Natur dieser schrecklichen Krankheit dadurch zu vereinigen, daß er die Pest, nach Browns Theorie, in eine sthenische und eine asthenische einteilt. Ich zweifle jedoch sehr, daß es ihm, oder irgend einem Andern gelingen werde, diese Einteilung am Krankenbett der Verpesteten darzutun. Sicher wird es unmöglich sein, eine wahrhaft sthenische Pest zu finden; wenigstens beweist die Geschichte der Pest zu Noja gerade das Gegenteil. Dieselben Einwendungen lassen sich gegen ihn machen, wenn er, als strikter Brownianer, den Gebrauch der diffusiblen Mittel anrät und den der einfach stärkenden verwirft. Wenn er übrigens glaubt, daß Gott und seine Fügung das einzige Mittel gegen diese Geißel der Menschheit sei, so verdient er gewiß insofern den Unwillen der Ärzte, als er dadurch die unter dem leichtgläubigen Pöbel gemeine Behauptung bestärkt, daß gar nichts gegen diese Krankheit helfe, noch zu gebrauchen sei; so daß durch die Beförderung eines solchen Irrwahns seine wie jenes andern Arztes Bemühungen gegen diese Seuche nur unnütz sein müßten.

Über diese und verschiedene andere Betrachtungen, die diese Werke enthalten und darbieten, habe ich mich nicht weiter verbreiten wollen, indem ich dachte, es sei besser, jeden sich selbst verteidigen zu lassen, und mich bloß an die einfache Erzählung der Tatsachen zu halten.

Nachtrag offizieller
Aktenstücke über dieselbe Pest.

GERADE als diese Abhandlung zum Druck fertig war, bekam ich durch die Güte der hiesigen Österreichischen Autoritäten nachfolgende (deutsch abgefaßte) Denkschrift, die ich wörtlich mitteile. Nur bin ich so frei gewesen, einzelne Stellen, die sich in meiner Abhandlung schon fast gleichlautend befinden, wegzulassen. Das Ganze, das offenbar ein hohes Interesse hat, wurde im Monat Mai 1816 verfaßt

Bericht eines Österreichischen
Stabsoffiziers über die Pest zu Noja.

NOJA liegt unter dem 41° nördlicher Breite. 5 kleine Miglien weit vom Meer auf einer sanften Anhöhe, von der Stadt Bari 9 Miglien entfernt, in einer sehr fruchtbaren Gegend, die einen lebhaften Handel an Öl, Früchten und Salz mit Venedig, Triest, und den Dalmatischen Inseln unterhält. In der Hälfte des Monats Oktober v. J. äußerte sich die Pest; es starben mehrere davon, ohne daß diese Krankheit von den Ärzten anfänglich erkannt wurde. In den ersten Tagen des Monats November erkannten mehrere Ärzte die Natur der Art der Krankheit, suchten aber diesen Umstand zu verheimlichen, und gruben alle in der Pestkrankheit Verstorbenen in einer kleinen Kirche ein, welche 6 bis 800 Schritte von der Stadt hart an der Kommerzial-Straße, die nach Bari führt, gelegen ist. Es ist keine authentische Gewißheit vorhanden, wie diese Pest entstanden ist;

allgemein stimmt jedoch die Sage darin überein, dasselbe aus der Levante mit Contrebande-Leder hierher gebracht worden ist. Die Wahrscheinlichkeit hiervon wird noch mehr dadurch begründet, daß ein Geistlicher, welcher dieses Leder in seinem und seiner Verwandten Hause versteckt hielt, samt Letzteren und den Dienstleuten schleunig und beinahe gleichzeitig starb. Er trieb stets den Contreband-Handel, und war eben im Begriff dieses Leder nach Neapel zum Verkauf zu schicken.

Wie höchst unvorsichtig im Anfange zu Werke gegangen wurde, und welches seltene Glück – vielleicht für unsern ganzen Weltteil – dieses Übel bloß auf Noja beschränkte, kann aus dem Umstande ersehen werden, daß noch am 23. November mehrere Kolonialwaren und besonders Wolle aus Noja nach Neapel geschickt wurden.

Am 27. desselben Monats kam der Königliche Gendarmerie-Oberleutnant Diaz, kürzlich aus Österreichischen Diensten herübergetreten, mit 80 Mann, um die erste Postenkette zur Absperrung um Noja zu ziehen. Diesem Offizier wurde, obgleich später Generäle und Stabs-Offiziere das Kommando über mehr denn 2000 Mann führten, dennoch wegen seiner Tätigkeit, Entschlossenheit, und besonders, da er in der Türkei und Malta mehrere Pestepidemien erlebt hatte, und daher die nötigen Kenntnisse besaß, bis heute noch die Oberleitung der Sanitäts-Anstalten von Seiner Majestät dem König anvertraut, so daß im Bezug auf die Sanität, selbst die Generalität seinen Verfügungen untergeordnet blieb.

Erst als Oberleutnant Diaz schon mehrere Tage bereits Noja umzingelt hatte, gestanden ihm die Ärzte daselbst, daß er im Rücken seiner Absperrung die obberührte verpestete Kirche liegen habe.

Er machte die schleunige Anzeige, und er wurde jetzt samt seiner Postenkette selbst durch eine zweite Linie versetzt. Sogleich wurden mehrere zum Tode und auf lebenslang verurteilte Verbrecher aus der Gegend aufgefordert, diese Eingegrabenen mit Pech, Schwefel und Kalk zu bedecken, alle Gemälde, Holzwerk, überhaupt alles in der Kirche zu verbrennen, die Mauer selbst wurde abgekratzt, und dreimal geweißt; um den Ort, auf welchem die Effekten verbrannt wurden, so wie um die beiden Öffnungen, worinnen die Verpesteten lagen, wurde eine 3 Schuhe hohe Mauer aufgeführt, und darauf mit großen Buchstaben geschrieben:

Sepoltura de Pestiferali.
Morte
a chi l'aprisse.

Die Verurteilten, welche diese Arbeit getan hatten, wurden nach den üblichen Pestgesetzen begnadigt, und in die Stadt zurück geschickt, jedoch unter Observation gesetzt.

In der Stadt selbst herrschte die ersten Tage, da die Sterblichkeit so sehr um sich griff, im Innern alle Zivil-Ordnung aufgehört hätte, und von außen die strengen militärischen Maßregeln die armen Einwohner bedrohten, die größte Mut- und Zügellosigkeit.

Es war eine Besatzung in der Stadt höchst notwendig, und 2 Offiziere samt 40 Mann erboten sich, freiwillig in die Stadt zu gehen. In Noja selbst wurden 40 Mann der Bürger-Miliz (Civica) an Obige angeschlossen, und die innere Stadt-Wache besteht noch jetzt aus diesen 30 Mann.

Überhaupt alle damals gemachten Anstalten sind bis heute noch die nämlichen, mit Ausnahme der zweiten Absperrung, welche die erste wegen der außerhalb gelegenen Kirche einschloß.

Die Stadt selbst ist unter sich geschlossen.

Jede Gasse ist bei den Ein- und Ausgängen verbarrikadiert, und die Bewohner haben nur jeder in seiner Gasse unter sich Kommunikation. An den Aus- und Eingängen der Gassen sind Schildwachen, welche jene, so den Eingang passieren wollten, niederzuschießen den Befehl haben. Diejenigen Häuser ferner, worin Bewohner mit der kleinsten unbedeutendsten Krankheit gewöhnlicher Art liegen, werden sogleich geschlossen, in Observation genommen, und auf dem Dache mit einer weißen Fahne bezeichnet, um anzuzeigen, daß bei Todesstrafe niemand ins noch aus dem Hause darf, mit Ausnahme der Sanitäts-Deputierten und Ärzte.

Beim Eingang in der Stadt, von Bari her rechts, sind 192 Häuser ganz niedergebrannt, zerstört und abgerissen worden, weil da die Pest am meisten wütete, und alldort ihren Eingangs berührten Anfang nahm.

Das Hauptspital, worin die wirklichen Impestirten gebracht wurden, (es ist jetzt leer, und man ist gegenwärtig beschäftiget, alles zu verbrennen und zu reinigen), ist das Ospedale St. Agostino, ein geräumiges Gebäude, nordwestwärts in der Richtung gegen Rutigliano, hart am Äußern der Stadt liegend. Um dieses Gebäude ist ein 5 Schuh tiefer mit Wasser angefüllter Graben gemacht worden, und der Eingang stark bewacht worden. Die darin befindlichen Commissaire und Ärzte durften ebenfalls nicht heraus, und es wurden Medikamente, Lebensmittel und alles Nötige mit langen Stangen ins Spital hineingereicht.

Von dem Geläder des ersten Absperrungs-Graben sind zwei Kanonen auf den Eingang gerichtet: von diesem Spitale gegen die erste Absperrung zu, ist ein geräumiger Platz, wohin die Toten gebracht werden. Jeder Kadaver wird, ohne berührt zu werden, mittelst Stangen auf eine

Art von Schnellkarren gebracht, zur Grube hingeführt, und durch einen Schneller hineingeworfen. Sogleich wird 1 bis 2. Schuhe hoch Kalk darauf geschüttet. Diese ziemlich große Grube ist mit einer 7 Fuß hohen Mauer eingefaßt,

Kaum 200 Schritte davon ist in einem Kapuziner-Kloster das Rekonvaleszenten- Haus, worin bloß jene sind, die wirklich die Krankheit hatten, und im Spital St. Agostino geheilt wurden. Diese befinden sich gegenwärtig noch in diesem Kapuziner-Kloster.

Da dieses Rekonvaleszenten-Haus so nahe an dem Graben ist, so hatte der Sanitäts-Kommandant Diaz die Gefälligkeit, zu erlauben, daß diese von der Pest geheilten Personen, 82 an der Zahl, an dem Graben sich versammelten, wo wir mit ihnen sprechen konnten. Unter ihnen waren zwei Damen vom Adel, die, da sie ganz gleich den übrigen gekleidet waren, nur durch ihren Anstand erkenntlich waren. Oberleut. Diaz ließ den in Noja dirigierenden Arzt, Dr. Garron, auch an den Graben kommen, welcher uns den Hergang der ganzen Krankheit deutlich erklärte. Er ließ uns mehrere Männer und Weiber entblößen, und zeigte uns die Narben, welche die Pestbeulen zurückgelassen hatten. Manche hatten 7 bis 8 solche Beulen gehabt, die meisten aber drei. Die Narbe davon war ein schwarz blauer 4 Zoll langer, 2 Zoll breiter Fleck, der wie bei jeder Narbe etwas hohl im Fleische lag. Der Arzt sagte uns, daß dieses Zeichen lebenslang bleibt, und daß die Genesenen bei der mindesten Berührung von pestartigen Sachen, nach einem Jahr an den nämlichen Fleck die Pestbeulen wieder bekommen würden.

Diese Pest äußerte sich auf zweierlei Art; mittelst großer Beulen (bubones pestilentiales), die meistens unter den Armen und in der Leistengegend sich zeigten; oder aber mittelst verschiedenen Hautdrüsen-Entzündungen

(Anthraces). Besonders waren bei den Weibern die Halsdrüsen und Brüste angegriffen. Nur jene, welche Beulen hatten, konnten geheilt werden; dahingegen die mit Karbunkeln oder Anthracen Behafteten beinahe alle starben. Die ersten Symptome der Krankheit waren gänzliche Hinfälligkeit, ein unausstehlicher Schmerz über den Augen, Trockenheit des Gaumens, häufiger Durst, sparsamer Abgang des Harns und des Stuhls, eine über den ganzen Körper gleich verbreitete brennende und stechende Hitze (Calor mordax). Auf solche Symptome folgten sodann gewöhnlich die Pestbeulen.

Weiber und Kinder waren häufiger von der Pest befallen worden, und wurden seltener gerettet. Überhaupt hat diese Krankheit auf die Mutvolleren weniger gewirkt.

Nach der einstimmigen Aussage der Genesenen, und der in der Postenkette stehenden Offiziere soll der würdige Doktor Garron der Retter der Stadt Noja gewesen sein.[23] Er war in dem Feldzug von 1615 gegen Neapel, Chefarzt der Division Livron.

Die Ärzte, der Verwalter, die Inspektoren und Commissaire sind durchgehends mit wachsleinenen Mänteln, Mützen, Larven und Handschuhen versehen, und tragen in der Hand eine Lanze, welche dazu dient, einem Verpesteten, der – wie sich der Fall ereignete – im Delirium

---

[23] Der Name Garron gehört also künftig der Geschichte an, und nicht etwa bloß der Geschichte von Noja, welche diesen würdigen Namen für alle kommende Zeit nicht ohne Ehrfurcht und Segnung nennen wird, sondern der allgemeinen Völkergeschichte, und der Geschichte der Menschheit und der um sie hochverdienten edlen Menschen, in deren Tempel diesem hochherzigen und heldenmütigen Arzte, und neben ihm einem Diaz, diesem eben so unermüdlichen als unerschrockenen und einsichtsvollen Dirigenten der gesamten vom Staat angeordneten Sicherungs- und Sanitäts-Anstalten, die verdienten Ehrensäulen werden errichtet werden.

die Ärzte, oder wen immer angreifen wollte, sogleich zu durchbohren; auf dem andern Ende dieser 4 ½ Fuß langen Lanze ist ein Haken, der den Ärzten dazu diente, die Bettdecken der Kranken aufzuheben.

Die Ärzte fühlten den Puls mit ölbeschmierten Händen, und legten zwischen dem Puls und Finger ein feines Tobacks-Blatt. Später war das Tobacks-Blatt unnötig, weil es sich zeigte, daß das Öl ein ausschließliches Präservativ Mittel gegen die Seuche war; daher auch angeordnet wurde, den ganzen Körper mit Öl zu waschen, welches Viele schützte und rettete.

Es wurden gleich anfangs alle Tiere im Orte getötet, bis auf 12 Pferde, welche zum Dienst für die Kranken verblieben. Ebenso wird jetzt täglich noch eine Menge verdächtiger Effekten verbrannt.

Die erste und jetzt noch allein bestehende Absperrung hat zwei Circumvallations-Gräben vor sich, wovon der erste einen Umfang von dreieinhalb Miglien beschreibt, ungefähr 200 Schritte von der Stadt selbst entfernt; er ist 6 Fuß tief. Dreißig Schritt von diesem entfernt ist der zweite Graben, eben so tief, worauf alle 50 Schritte eine Schildwache steht.

Bei denen Eingängen in die Stadt sind doppelte Gittertore mit spanischen Reitern versehen.

Auf jedes Stadttor sind 2 Kanonen gerichtet.

Bei diesen Gittern werden täglich zu bestimmten Stunden die Lebensmittel, Holz, Wasser, Medikamente, Kleidungsstücke usw. den Nojanern verabreichet, und dies auf folgende Art. Ein Sanitäts-Commissair der Absperrung tritt zwischen das erste und zweite Gitter, öffnet das zweite Gitter mit einer langen Stange, zieht sich dann hinter das erste Gitter zurück, und nun treten jedesmal der Verwalter mit Deputierten und Trägern in den obbeschriebenen Mänteln eingehüllt, zwischen die bei den Gitter, wo alle Lebensmittel usw. schon früher bereit auf der Erde liegen. Wer immer zufälliger Weise das Gitter berühren würde, müßte ohne Unterschied des Ranges und Standes ohne weiteres in die Stadt hinein.

Alle Morgen früh geht zu jedem Gitter ein Aufseher mit einer langen Zange, und sucht, ob die Nacht hindurch durch den Wind, oder durch was immer für einen Zufall irgend ein Stück Papier, Leinen, oder was immer aus der Stadt herüber gekommen wäre, faßt solches auf und trägt es mit aller Vorsicht zu dem immer für die Brief-Korrespondenz brennenden Feuer und Essigrauch.

Wenn irgendein Tier oder Mensch, den ersten Graben überschreiten wollte, so tut der nächststehende Posten einen Schuß darauf, worauf die ganze Absperrungs-Mannschaft, die 30 Schritte hinter dem zweiten Graben in Hütten untergebracht sind, sogleich an den Graben ausrückt. Ungefähr 500 Schritte hinter diesen Hütten sind in der Entfernung von 100 auf 100 Schritte abermals Piquete aufgestellt, hinter diesen auf gleiche Distanz patrouilliert unablässig die Kavallerie. Der Dienst wird strenge und fleißig versehen. Der Brigade-General Mirabelli kommandiert das Ganze. Der Chef des Generalstabs, Obrist Pignalverde, leitet die Operation, und hat alle Graben und Schanzen gebaut.

Die Mannschaft und Offiziere haben einen schweren Dienst, sind aber gut genährt und versorgt.

Überhaupt muß man es zur Ehre des Gouvernements gestehen, daß es nichts unterließ, die Krankheit in ihrem Ursprung zu ersticken. Um die so tief niedergebeugten Bewohner der Stadt zu trösten, vergütet der Staat allen gehabten Schaden, auch erhalten die Bewohner alles gratis.

Am 26. dieses wird in der Stadt selbst die Communication unter sich, nämlich die geschlossenen Gassen geöffnet. Es versteht sich aber, daß niemand hinein und heraus darf, und die Postenkette verbleibt. Es wird geflissentlich ein allgemeines Tanzfest angeordnet, um durch die Bewegung und Erhitzung der Körper zu ersehen, ob nicht ein kleiner Keim des Peststoffes wo immer noch unerstickt ist. Zeigt sich keine Folge, so wird, vom 26. angerechnet, nach 40 Tagen die Stadt ganz geöffnet, und die Absperrung aufgehoben.

Wunderbar ist es, daß diese Pest auch nicht nach Rutigliano, dem eine starke Stunde weit entlegenen Orte, mit welchem Noja in beständigen Verkehr stand, gelangte. Dieser Ort war nur wenige Tage abgeriegelt. Jetzt liegt die Kavallerie dort. Zu Bari ist der Stab.

Es ist für jedermann, und besonders einem Militär sehr lehrreich und vom größten Nutzen, diese Anstalten zu besichtigen.